I0465025

LECCIONES DE ORTOPEDIA PARA PADRES

Lo que a usted le gustaría preguntar a su médico acerca del crecimiento de su hijo

Por Héctor M. Angola G.

Copyright © 2016 Héctor M. Angola G.
Todos los derechos reservados.
ISBN: 9781523241507

INTRODUCCIÓN

"Ortopedia para Padres, lo que a usted le gustaría preguntar a su médico acerca del crecimiento de su hijo que no ha podido hacer", se hizo con la intención de aclarar las frecuentes dudas que tienen todos los padres con relación al crecimiento normal de sus hijos y que, por lo general, no tienen acceso a un médico para <u>contestarlas</u>. Cada tema es explicado en un lenguaje sencillo, enfocándose en las causas más frecuentes de "alteraciones" que pudieran presentar el niño y el adolescente, siguiendo una metodología de preguntas realizadas por los padres y respondidas por el especialista. Busca simular la conversación que tendría lugar en la oficina del médico y que por razones de tiempo o por no saber qué preguntar no pueden ser aclaradas, dejando frecuentemente a los padres con las dudas sobre qué es normal o qué no. Entre estas preguntas podemos nombrar:

- Mi hijo tiene pie plano, ¿Debe usar botas ortopédicas? ¿Hay que operarlo? ¿Le va a afectar en su vida deportiva?
- ¿Cuánto puede crecer mi hijo? ¿Será alto o de baja estatura?
- Tengo 2 hijos: uno de 2 años que tiene las piernas en forma de paréntesis ( ), y otro de 4 años las tiene en forma de equis "X" ¿Por qué pasa esto?
- Mi niño camina con los pies apuntando hacia adentro ¿Se va a quedar así? ¿Es por eso que se tropieza tanto?

- Mi hijo se cae con mucha frecuencia cuando corre ¿Es eso normal?
- Mi hijo pequeño se queja de dolor en las rodillas y las piernas durante la noche hasta el punto que no le deja dormir ¿Qué puede ser? ¿Es algo malo?
- A mi hijo adolescente le duelen las rodillas solamente cuando hace actividad deportiva, ¿Es peligroso? ¿Debe abandonar el deporte?
- Mi hijo es muy sedentario, no hace deporte, sólo ve televisión o está constantemente con los juegos de video y se queja de dolor de rodillas ¿Cómo es esto posible?
- Doctor, mi hijo tiene algún tiempo quejándose de que le duele la espalda, sin embargo, el dolor no lo limita en sus actividades diarias. ¿Será verdad? ¿Estará simulando el dolor? ¿Quiere evadir la educación física obligatoria del colegio?
- Doctor, mi hijo cojea desde hace algún tiempo, pero se queja pocas veces de dolor ¿Puede ser algo malo?
- Doctor, me preocupa que mi hijo parece que tuviera una joroba, ¿qué puede ser?
- Mi hijo tiene más de un año de edad y no camina, sin embargo, el pediatra dice que no hay nada de qué preocuparse ¿Eso es verdad? ¿Debo forzarlo a caminar?

Esta información está destinada a alertar y motivar a los padres y cuidadores del niño a consultar lo antes posible sobre cualquier aspecto que se salga de lo normal y que, por no tener los sentidos entrenados, se pueden pasar por alto como los que se mencionan en los capítulos "Signos de alerta de posibles alteraciones en el desarrollo de su bebé", "Dolor de espalda", "El niño que cojea", "Lesiones traumáticas", etc., afecciones que de no consultar oportunamente pueden retrasar el diagnóstico y, por supuesto, el tratamiento oportuno, lo que puede llevar a secuelas irreparables. Se incluye una sección en la que se enumeran las alteraciones musculoesqueléticas más frecuentes de acuerdo a la edad y se envía al lector a la página en la que se explica dicha alteración. Finaliza con un "Glosario Médico, los términos que usa mi doctor que no entiendo", en el que se describen en lenguaje sencillo los términos médicos que puedan confundir al lector. Estos conceptos se han resaltado en el libro al escribirlos en cursiva y subrayados, ejemplo: _pie plano flexible_, estando organizados en orden alfabético para facilitar su búsqueda.

En fin, un libro que busca cerrar la brecha entre las descripciones técnicas que con mucha frecuencia hacemos los médicos y el desconocimiento del lenguaje médico por parte de los padres y cuidadores. Es mi deseo que les sea de mucha utilidad.

El Autor

ACLARATORIA

Mi intención es explicar de una manera sencilla y comprensible las diferentes alteraciones en el desarrollo musculoesquelético del niño y el adolescente así como las causas de dolor, sean posteriores a un traumatismo o sin trauma aparente y de servir de enlace entre las explicaciones técnicas o engorrosas que da la Medicina y el desconocimiento de esta terminología por parte de los padres.

No se pretende en ningún momento dar lecciones de Ortopedia Infantil para expertos sino que la idea es transmitir algunos conceptos que ayuden a cualquier persona desconocedora de la materia a distinguir entre lo normal y lo no normal y busque ayuda. Haciendo hincapié en que en último caso siempre será la **evaluación por el especialista** la que determine la presencia o no de un problema real.

Se procura abarcar los aspectos de la Ortopedia Infantil que se ven con más frecuencia en las consultas por ser los de mayor interés para el público en general, es por ello que algunas alteraciones no se mencionan en este libro porque caen en el terreno del especialista o porque son poco frecuentes.

DEDICATORIA

A mi esposa, María de Los Ángeles y a mi hijo Manuel Alejandro, mis dos motores para lograr todo lo que he hecho hasta ahora, gracias por el tiempo que le robé para poder completar este libro. Sin su apoyo no lo hubiese logrado.

ÍNDICE

ÍNDICE POR PATOLOGÍAS

Las alteraciones más frecuentes en el desarrollo musculoesquelético de acuerdo a la edad

1

MI HIJO TIENE PIE PLANO

¿Qué es el pie plano?

Hablamos de pie plano cuando la altura del *arco plantar interno* del pie está ausente. Este arco plantar interno abarca desde el dedo gordo del pie hasta el talón y se puede ver totalmente aplanado cuando el niño está parado o al caminar, por lo que **toda la planta del pie** apoya en el suelo. Lo normal sería que apoye la punta, el talón y el borde externo del pie.

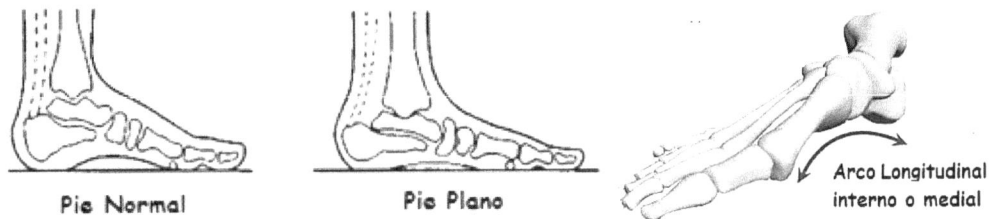

Pie Normal   Pie Plano   Arco Longitudinal interno o medial

Mi hijo pequeño tiene pie plano, ¿Es eso normal?

Sí, el pie plano en los niños que comienzan a caminar es normal en la gran mayoría de los casos. Claro, depende siempre de la edad del niño y debe descartarse que no sea ocasionada también por alguna otra condición orgánica.

La variedad más frecuente de pie plano es el *pie plano flexible*, y se debe a que existe una laxitud o elasticidad ligamentaria aumentada de los huesos del pie del niño, lo que es normal a esta edad. Esta condición **está presente en todos los recién nacidos** y en casi todos los niños menores de 4 años, por lo que es normal que su hijo tenga pie plano durante los primeros años de vida y en la medida que avance en edad irá apareciendo el arco plantar.

¿Qué sucede con el pie plano flexible cuando el niño camina o está de pie?

En los niños pequeños por tener aún sus estructuras ligamentarias muy flexibles, el arco plantar "cede" ante el peso del cuerpo sin ninguna dificultad y la mayoría de las veces no produce ningún dolor. Podemos concluir que el pie plano puede ser considerado una variante normal en los niños menores de 4 años.

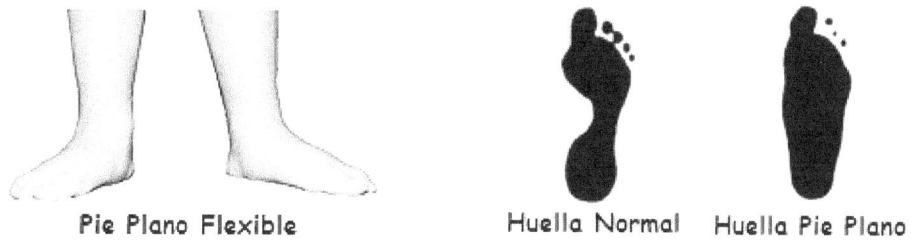

Pie Plano Flexible   Huella Normal   Huella Pie Plano

¿Es doloroso el pie plano?

No, por lo general el pie plano no es doloroso. Aunque, es importante resaltar que, cuando es sintomático se presenta con dolor en la pantorrilla y la parte baja de la pierna y no a nivel del pie como parecería lo más lógico. Esto se debe generalmente que se produce una retracción o acortamiento del tríceps sural y el tendón de Aquiles, que son los 3 músculos y el tendón de la parte posterior de la pierna.

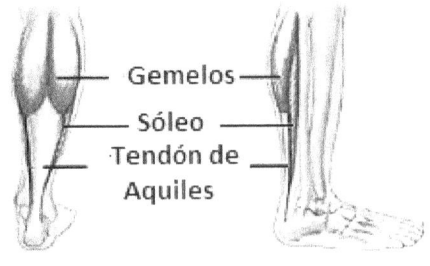

El tríceps sural está compuesto por los 2 gemelos o gastrocnemios y el músculo sóleo. Los 3 músculos terminan en un solo tendón que es el tendón de Aquiles que se inserta en el hueso calcáneo.

Mi hijo adolescente tiene pie plano y algunas veces se queja de dolor ¿Es normal?

En cuanto a los niños más grandes y adolescentes que tienen pie plano, este aún sigue siendo flexible y lo más común es que ellos tampoco tengan dolor.

Pero existen situaciones que pueden generar fatiga por **sobrecarga** en los músculos, ligamentos y tendones de la pierna y el pie ocasionando dolor o sensación de cansancio en el talón, arco plantar, tobillo o la pierna.

Entre las situaciones que producen fatiga por sobrecarga están: cuando el niño o adolescente se mantiene de pie por tiempo prolongado, cuando corre por superficies muy duras o durante mucho tiempo, también cuando juega varios partidos seguidos de pelota, etc.

¿Qué es lo que se puede observar en un niño o adolescente con pie plano flexible?

Las señales más características que tiene el pie plano flexible **en un niño pequeño** son:

- Pie rellenito y sin arco con apoyo total de la planta del pie al caminar.

- Pide que lo carguen con frecuencia lo que se explica porque siente cansancio al caminar.

- Desgaste del zapato en el borde interior del tacón.

- Se queja de dolor en la pantorrilla o en rodillas al final del día o durante la noche, pudiéndolo despertarlo este dolor.

En el niño más grande y en el adolescente, se puede observar:

- Un desplazamiento del dedo gordo desviándose hacia afuera, igual que un juanete.

- El talón se desvía hacia afuera, el tobillo de desplaza hacia adentro, lo que ocasiona desgaste desigual del tacón del calzado.

- Hay tensión y acortamiento del tendón de Aquiles y los músculos de la parte posterior de la pierna.

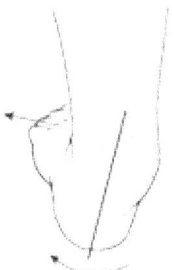

Se observa desviacion lateral del talón y de los dedos

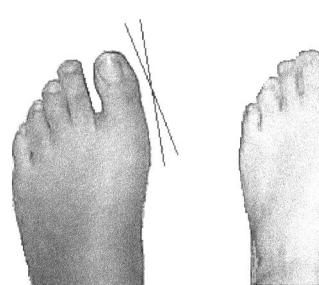

Lado izquierdo, se observa la desviación anormal del dedo gordo hacia afuera.

¿El pie plano se debe a alguna enfermedad?

No. Como ya se ha mencionado, en la gran mayoría de los casos el pie plano flexible es algo normal considerando que está presente en todos los recién nacidos y en casi todos los niños menores de 4 años debido a la _laxitud articular_ o una mayor elasticidad de los ligamentos del pie y a la presencia de grasa en la planta del pie. Esta laxitud la puede confirmar el médico indicando al niño que se pare en la punta de los pies o estando el niño acostado en la camilla lleva hacia arriba y atrás el dedo gordo, en ambas pruebas se forma inmediatamente el arco plantar.

Las **causas orgánicas son poco frecuentes**, pero vamos a mencionar las más comunes: las _barras tarsianas_, _el astrágalo vertical congénito_. También puede ser consecuencia de una enfermedad neurológica, sin embargo, estas alteraciones neurológicas dan origen a otro tipo de pie plano el llamado _pie plano rígido,_ en el que no se forma el arco plantar con las maniobras que se nombraron y el cual tiene otro tipo de tratamiento.

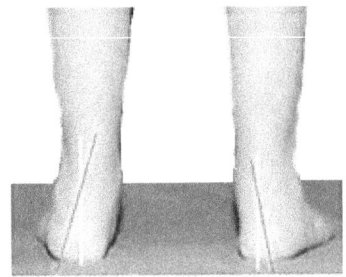

Pie plano valgo. Observe la inclinación del talón hacia afuera (línea oscura)

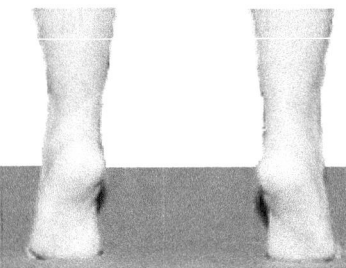

El arco del pie se forma al ponerse de puntas de pie y los talones se alinean

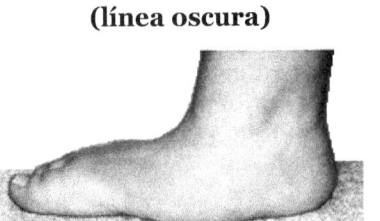

Observe cómo el arco plantar interno apoya totalmente en el suelo

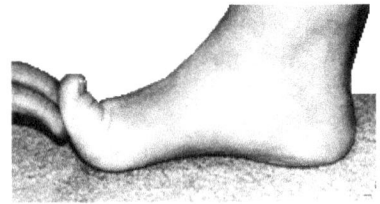

Al extender el dedo gordo aparece el arco plantar lo que confirma su flexibilidad

¿Hasta cuándo se considera normal el pie plano flexible?

A partir del tercer al cuarto año de vida y en la medida que disminuye la laxitud ligamentaria fisiológica, debe comenzar a hacerse visible el arco longitudinal interno del pie y continuar desarrollándose hasta los 10 años de edad. Aunque se puede considerar normal algunos pies planos hasta los 8 o 10 años, pero previamente debe ser evaluado por el especialista quien determinará si es en verdad normal o no. Es posible que no se corrija en **ningún momento** el pie plano llegando así hasta la adolescencia y edad adulta, sin embargo, lo importante es que no sea doloroso.

¿Influye el pie plano en que mi hijo no pueda correr o caminar bien?

En cuanto a esa situación, no está muy claro qué magnitud tiene la presencia de pie plano flexible para caminar o en la actividad deportiva del niño y adolescente, pero algunos estudios realizados indican que esa flexibilidad articular proporciona una estructura de apoyo **inestable** y un _brazo de palanca_ **más corto** para la propulsión del pie y de la extremidad que apoya contra el suelo, por lo que **sí puede** influir en la limitación para correr o para caminar por tiempo prolongado debido a que **aumenta el esfuerzo** realizado por parte del niño para estas actividades. Este aumento en el esfuerzo conduce a fatiga muscular o cansancio, dolor y los calambres nocturnos.

En la figura se observa el tipo de palanca que representa la articulación del tobillo y el incremento de fuerza (F) que debe realizar el pie plano para elevar el cuerpo.

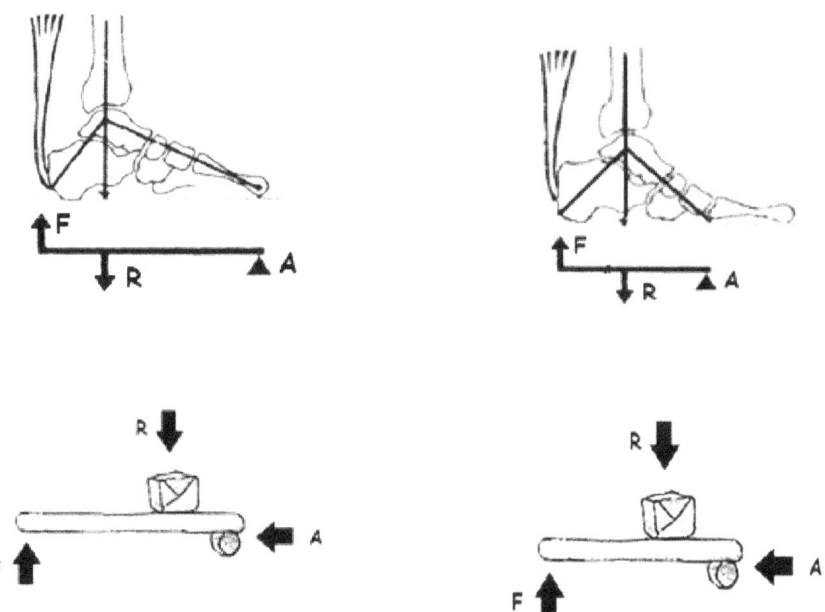

El pie se comporta como un brazo de palanca de segundo género. En este caso pie normal

En el pie plano el brazo de palanca se acorta lo que incremente el esfuerzo y la fatiga

F: fuerza; R: resistencia; A: apoyo. Mientras más alejada la fuerza del punto de apoyo se requiere menos esfuerzo

¿Tendrá consecuencias a futuro para mi hijo el pie plano?

La evolución natural del pie plano en el adulto muestra que en la mayoría de los casos **no produce dolor**. Sin embargo, existe la evidencia radiológica de cambios artrósicos y dolor por el *pinzamiento* o choque que se produce entre los huesos peroné y el astrágalo en el lado externo del tobillo en algunos adultos por lo que **sí existe la probabilidad** de que en un futuro pueda producir síntomas.

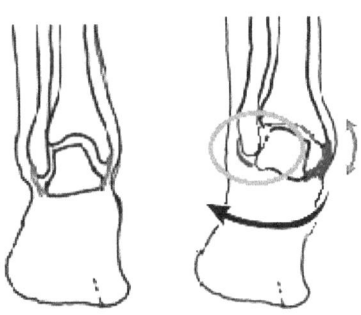

A la izquierda: pie normal. Buena alineación de la articulación del tobillo-
A la derecha: Pie plano. Se produce un choque entre el astrágalo y el peroné (circulo). Es lo que se conoce como pinzamiento.

¿Qué molestias puede ocasionar el pie plano flexible a mi hijo?

Los síntomas se inician generalmente al tercer año de vida y consisten en dolor y cansancio. El dolor se puede presentar con más frecuencia en las piernas o en las rodillas y rara vez en los pies, pudiendo ser más fuerte en una extremidad que en la otra. Frecuentemente es la pierna dominante, recordemos que así como tenemos una mano dominante también tenemos una pierna dominante y no necesariamente debe ser la misma con la que el niño escribe.

Por lo general los síntomas aparecen al final del día o en la noche. Y lo normal es que desaparezcan al día siguiente. Pueden ser frecuentes las caídas al caminar o al correr y el desgaste irregular del zapato que se hace más notorio en la parte interna del tacón.

¿Qué otras alteraciones ortopédicas puede presentar los niños con pie plano flexible?

Estos niños presentan con frecuencia:

- Laxitud ligamentaria generalizada.

- Rotación interna de los pies, es decir, los pies apuntan hacia adentro al pararse o al caminar, esto debido a mal rotación a nivel de la cadera conocida como _anteversión femoral._
- _Genus valgo_ o piernas en forma de "X".

- _Metatarso abducto_, es decir que la mitad anterior del pie (la punta de los dedos) apunta hacia afuera, lo que puede conducir a la aparición de "juanetes" en el futuro y,

- Retracción o acortamiento del tríceps sural y el tendón de Aquiles, siendo esta una causa del dolor vespertino y nocturno en las pantorrillas por la fatiga que produce la sobrecarga al disminuir el brazo de palanca del tobillo.

Pero es el médico ortopedista quien se encuentra capacitado para evaluar el pie plano flexible y descartar otras anormalidades importantes como el *pie plano rígido*.

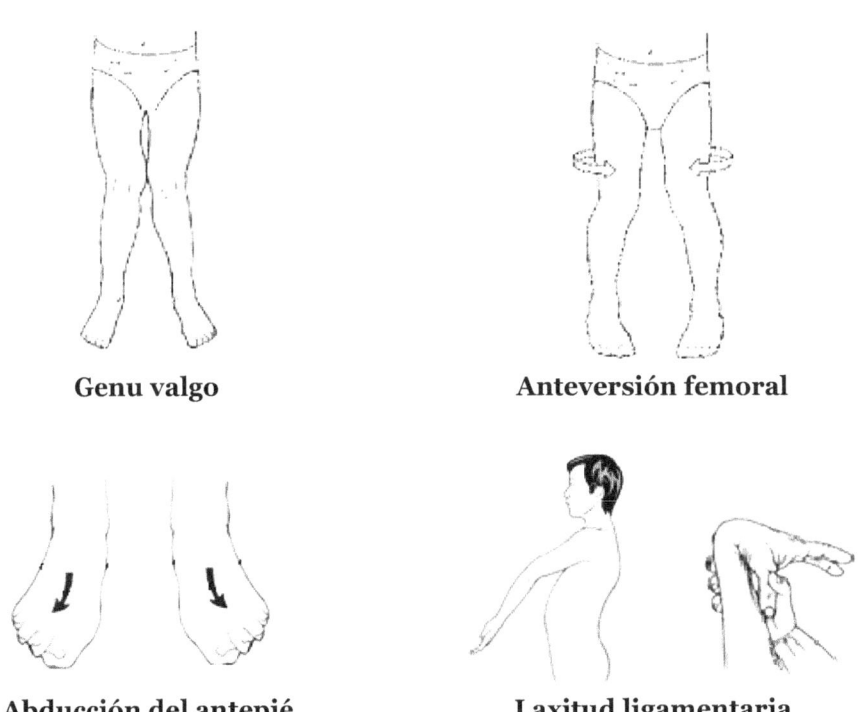

Genu valgo   **Anteversión femoral**

Abducción del antepié   **Laxitud ligamentaria**

¿Es necesario hacerle algún estudio especial a mi hijo?

Por lo general, no. Para llegar al diagnóstico de pie plano flexible es suficiente un buen examen físico del niño, por lo que el médico no requiere evaluación radiográfica de rutina. Sólo se indica si hay dudas o deformidades muy marcadas o se sospecha otro diagnóstico.

¿Cuándo se debe tratar el pie plano flexible?

El pie plano flexible no doloroso generalmente **no requiere** tratamiento. Sólo se trata cuando se acompaña de síntomas como lo son dolor, cansancio, inestabilidad del pie y desgaste asimétrico del talón. En estos casos se indica el uso de **plantillas con soporte para el arco longitudinal interno** (confeccionadas a la medida en el caso de los niños y prefabricadas en el adolescente) que se colocan dentro del calzado con los que se busca estabilizar el apoyo del pie dentro del zapato y corregir la malalineación del *retropié* o talón, (llamada valgo del retropié).

La finalidad de la plantilla es mejorar los síntomas pero **no modifican** permanentemente el arco longitudinal interno del pie ni la desviación hacia afuera del talón (valgo del retropié). Estas plantillas se usan después de los 3 años de edad cuando se presentan los síntomas y se dejan de usar cuando estos desaparecen. Es importante resaltar que el que se mantenga el pie plano **no es indicación** para seguir usándolas.

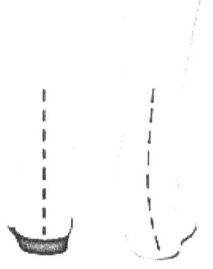

Valgo del retropié evidenciado en el pie derecho el cual se corrige con plantilla como se observa en el pie izquierdo

¿No son mejores las botas ortopédicas que las plantillas para corregir el pie plano por ser más efectivas? ¿Estoy en lo cierto?

En realidad no. En cuanto al uso de las *botas ortopédicas* podemos decir que los estudios reportan los mismos resultados que con las plantillas colocadas dentro del zapato de uso diario del niño que es **la disminución de los síntomas**; sin embargo es bueno aclarar que las botas ortopédicas **tienen sus desventajas** con relación a las plantillas pues además de ser costosas y pesadas, por lo general su aspecto no les gusta a los niños y les imposibilita el correr, jugar y saltar libremente **porque son muy incómodas**.

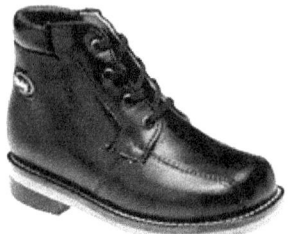 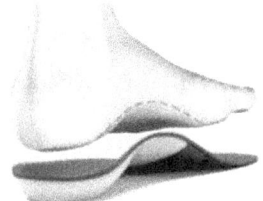

Zapato ortopédico   Plantilla para pie plano

¿Es bueno que mi hijo realice algunos ejercicios para fortalecer los músculos del pie y corregir el pie plano? ¿Qué hay de efectivo en eso?

Pues bien, se ha comprobado que el fortalecimiento de los músculos del pie, pierna y tobillo **no es útil** para corregir el pie plano, porque el problema no es producto de debilidad muscular sino de laxitud articular.

¿Se debe operar el pie plano flexible?

Actualmente existe acuerdo en no realizar ningún tratamiento sobre un pie plano flexible **asintomático**, ni siquiera ortopédico, por lo que es muy poco frecuente la necesidad de operar un pie plano flexible, pero si los síntomas son persistentes y limitan las actividades cotidianas del niño, se debe considerar realizar un procedimiento quirúrgico.

En caso de decidir operar, el tratamiento sería la **fijación quirúrgica en forma temporal** de la a*rticulación subastragalina* (o seno del tarso) llamada *artrorrisis,* mediante la colocación de un tornillo o prótesis en la articulación subastragalina, existiendo otras opciones que no son competencia de este manual. Pero esta decisión ya dependería de la evaluación del niño por parte del ortopedista.

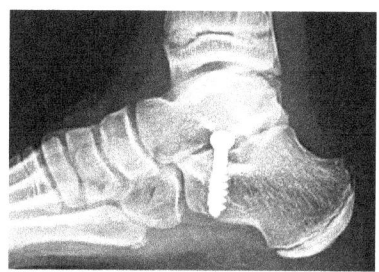

Artrorrisis subastragalina. Se coloca un tornillo entre el astrágalo y el calcáneo.

¿Qué tipo de calzado debe utilizar mi hijo?

Desde los 9 a los 14 meses, es decir, desde el momento en el que el niño empieza a querer levantarse solo, a apoyarse en los muebles y en todo lo que pueda para mantenerse de pie, debe utilizar calzado y este calzado debe tener las siguientes características:

- Debe ser ligero y hecho de un material poroso.

- La suela debe ser plana, flexible y que ofrezca adherencia al piso.

- La punta del pie debe tener una forma cuadrangular y no estrecha.

Es preferible que el tobillo quede libre y que se cambien los zapatos antes de que le queden pequeños. Es importante resaltar que esta es una causa frecuente por la cual los niños pequeños **no quieren** colocarse los zapatos o se los quitan a cada rato, porque en la medida que les crece el pie, los zapatos les producen dolor o les incomodan al quedarle apretados y ellos eso no lo saben explicar. En su defecto y cuando estén en casa también se pueden utilizar calcetines, calcetas o medias con antirresbalante porque les protegen del frio y les da mayor agarre al suelo.

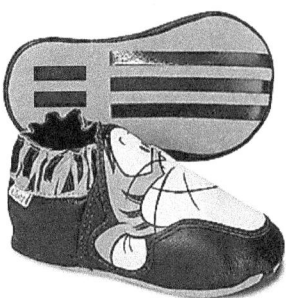

Calzado ideal para el niño que comienza a caminar: liviano, plano y flexible. Con suela antirresbalante.

¿Qué es importante recordar con relación al pie plano flexible?

Que una vez que su médico haya examinado a su hijo y concluya que es algo normal no se necesita ningún tratamiento para los pies planos que no estén causando ningún dolor o problemas para caminar.

Que los pies de su hijo crecerán y se desarrollarán igualmente, ya sea que se usen o no zapatos especiales o plantillas para el zapato.

Que su hijo puede caminar descalzo, correr o saltar o hacer alguna otra actividad sin que esto vaya a empeorar los pies planos.

Que en cuanto a los niños mayores y adolescentes, si los pies planos flexibles no duelen y no causan problemas para caminar no necesitan ningún tratamiento posterior una vez que un médico los haya evaluado y haya descartado alguna anormalidad.

Que si el niño o el adolescente se quejan de dolor debido a los pies planos flexibles, se puede utilizar una plantilla hecha a la medida o prefabricada hasta que calme el dolor, pero que las plantillas no corregirán o mejoraran el pie plano.

Que las plantillas y las botas ortopédicas cumplen la misma función: disminuir los síntomas, pero las botas son incomodas por lo que no se recomienda su uso.

2

DOLOR EN LA ESPALDA

¿Qué tan frecuente es el dolor de espalda en niños y adolescentes?

Aunque parezca extraño, hasta hace poco tiempo se pensaba que el dolor de espalda en los niños y adolescentes era poco común, pero en la actualidad se ha comprobado que es bastante frecuente, especialmente en los adolescentes, siendo ligeramente mayor en el sexo femenino. Para dar una orientación de la frecuencia en algunos estudios se encontró la siguiente relación:

- Grupo de 7 años de edad: 1%

- Grupo de 10 años de edad: 6%

- Adolescentes entre 14 y 16 años: 18%

- Dolor recurrente o dolor crónico: 26% en varones y 33% en hembras.

Según estos datos es por lo que no se debe menospreciar el dolor de espalda crónico de los niños y adolescentes, es decir de más de 4 semanas de duración, pues de un 22% hasta un 50% de ellos pueden tener **una enfermedad seria**. Además de que el dolor lumbar en el adolescente se relaciona directamente con la aparición del dolor lumbar en la vida adulta, por lo que es importante estudiarlo y tratarlo a tiempo para evitar que se haga crónico.

¿Por qué les duele la espalda a los niños y adolescentes?

Por lo general, la causa más frecuente se debe a la contractura de alguno o algunos de los músculos que tiene la espalda cuya función es mantenerla recta. Esta contractura se debe muy probablemente, a que los niños y adolescentes permanecen **mucho tiempo sentados asumiendo una mala postura**, ya sea estudiando o delante del computador o en los videojuegos, o porque transportan demasiado peso en sus bultos escolares.

El dolor por estas causas por lo general no suele ser muy intenso, pero sí continuo, pesado, molesto, con sensación quemante y puede durar una o dos semanas para desaparecer y luego reaparecer semanas o meses después, es decir, es un dolor de aparición cíclica.

En otros casos la molestia puede ser por una lesión consecuencia del juego, el deporte o el ejercicio físico **excesivo** o también ser causada por **traumatismos** en la región dorsal o lumbar. En estas situaciones se puede producir desde alguna distensión muscular o de los ligamentos que estabilizan las vértebras, hasta una lesión de mayor importancia.

En otras ocasiones es por todo lo contrario, por falta de actividad física o **sedentarismo** lo que ocasiona debilidad y acortamiento de algunos grupos musculares con el consecuente desbalance muscular y dolor.

Lo que debemos tener claro es que en ambas actividades físicas, la excesiva y el sedentarismo se asocian a dolores de espalda. Como en todo, los extremos son malos. Lo que también está comprobado es que el **ejercicio físico y el deporte**

moderado durante 4-5 horas semanales producen una alta protección contra el dolor de espalda.

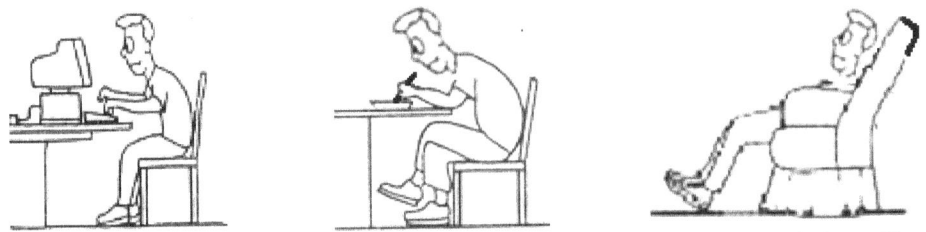

Mala postura al sentarse lo que produce dolor de espalda y del cuello

Entonces, ¿Es normal el dolor de espalda en los niños y adolescentes?

No, el que sea frecuente el dolor de espalda **no es indicativo** de que sea normal, pues **el dolor** es **siempre** un signo de alarma que emite el cuerpo para avisarnos que algo no está bien. Por lo que el dolor de espalda en niños y adolescentes que persiste por más de dos semanas continuas muy probablemente tiene una causa orgánica en la mayoría de los casos. Pero, cuando el dolor es constante y la duración es mayor de 4 semanas, **se debe sospechar la existencia de alguna entidad grave**.

¿Cómo sé cuándo debo acudir al médico si mi hijo tiene dolor de espalda?

En todos los siguientes casos:

- Si el dolor aparece después de un antecedente traumático o de algún esfuerzo físico importante ya que es posible que la causa sea una lesión, como una *hernia discal*.

- También si el dolor se produce durante la práctica de actividades deportivas que impliquen **hiperextensión** del área lumbar como sucede en la gimnasia o los clavados en natación. Se debe descartar *espondilólisis*.

- Si el dolor aparece en **forma lenta, constante y progresiva y no alivia con el reposo,** se debe descartar un tumor o infección de la columna.

- Si el dolor se intensifica con la actividad física y mejora con el reposo o al acostarse puede tratarse de una *espondilólisis* o una *hernia discal*.

- Si el dolor se irradia hacia los glúteos o a la cara posterior de los muslos nos sugiere *hernia discal*.

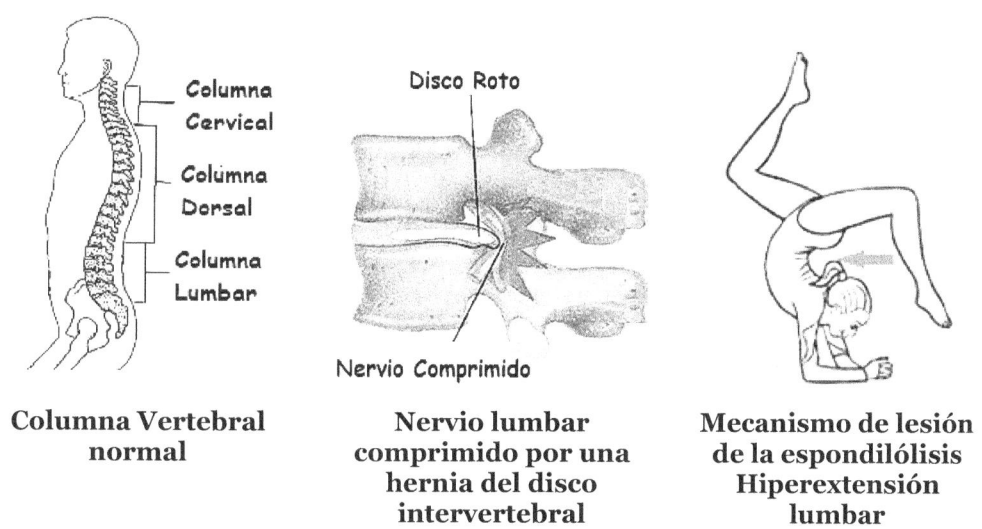

Columna Vertebral normal   **Nervio lumbar comprimido por una hernia del disco intervertebral**   **Mecanismo de lesión de la espondilólisis Hiperextensión lumbar**

¿Cuáles son las causas orgánicas que pueden producir dolor de espalda en los niños o adolescentes?

Las más frecuentes son:

- La espondilólisis y espondilolistesis.
- La hernia discal.
- La enfermedad de Scheuermann.
- El dolor de espalda de origen psicosomático o psicógeno.

Las menos frecuentes:

- La *espondilodiscitis*.
- Los deslizamientos del *anillo apofisario*.
- Las infecciones.
- Los tumores.

Como se puede ver, todas las posibles causas mencionadas requieren de una pronta valoración del niño por tener todas ellas un desencadenante orgánico, a excepción del dolor de origen psicosomático, sin embargo, a este último diagnóstico se llega por exclusión, es decir, cuando se han descartado otras causas orgánicas posibles.

Además del dolor de espalda ¿Qué otros cambios puedo ver en mi hijo?

Existen otros signos que se pueden encontrar en el niño que manifiesta dolor de espalda, todos ellos son importantes porque pueden orientar al médico con el diagnostico de dónde proviene el dolor. Entre ellos están:

- El que el niño o el adolescente deje de realizar un deporte o una actividad que le guste porque al hacerla se intensifica el dolor de espalda.
- La presencia de fiebre, pérdida de peso y malestar general además del dolor que nos hacen sospechar de un proceso infeccioso o tumoral.

- Que tenga pérdida de la coordinación o del equilibrio, o de la fuerza muscular.

¿Le deben hacer algún examen especial a mi hijo?

Sí, se deben realizar estudios de imágenes como lo son:

- La **radiografía panorámica** de la columna vertebral, este es el estudio inicial más importante pues nos permite una visión panorámica de la columna y nos ayuda a descartar muchas anomalías desde un principio;

- La **tomografía axial computarizada (TAC)**, es muy útil para precisar y ver la extensión de una lesión, tumor o una fractura como la espondilólisis.

- La **resonancia magnética (RM),** es más precisa que la tomografía para visualizar partes blandas como los discos intervertebrales y la médula espinal, define mejor el hueso también. Se indica ante la presencia de déficit neurológico como en hernias, tumores y espondilodiscitis.

- La **gammagrafía ósea** o cintigrama óseo, sólo se indica en adolescentes con radiografía normal y persistencia de dolor y fiebre, ante la sospecha de infección o tumor.

- Los **exámenes de laboratorio** no son indispensables, pero en caso de malestar general y fiebre se puede solicitar una hematología, un examen de orina, la Velocidad de Sedimentación Globular y la Proteína C Reactiva, porque estos estudio nos orientan a un problema de origen de tipo infeccioso.

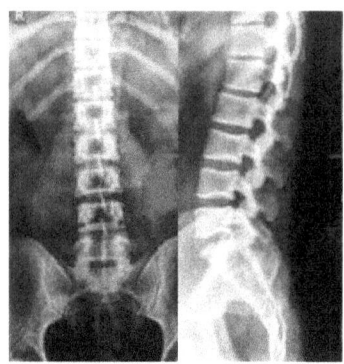 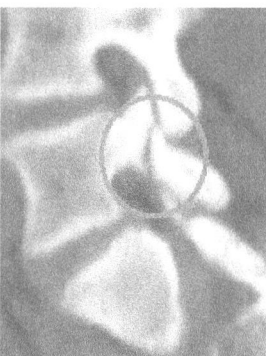 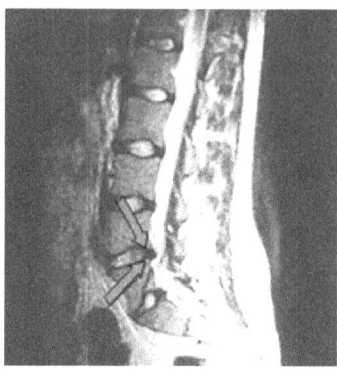

Radiografía normal de la columna lumbar

Tomografía mostrando una espondilolisis

Resonancia de columna lumbar señalando una hernia discal

En las siguientes páginas v**amos a hablar en detalle de alguna de estas afecciones de la columna.**

2.1.- ESPONDILÓLISIS Y ESPONDILOLISTESIS

Mi hija practica gimnasia y desde hace algún tiempo se queja de dolor en la espalda cada vez que extiende la espalda durante su entrenamiento por lo que la evaluó el equipo médico y me dijo tenía una espondilólisis ¿Qué es eso?

La **espondilólisis** (espondilo= vertebra; lisis= ruptura) es un término médico que describe una fractura en la _pars interarticularis_ o _istmo_ de una vértebra, generalmente a nivel lumbar, ocasionada por estrés o microtrauma, que puede ser de uno o de ambos lados.

Cuando la lesión es de ambos lados o bilateral, es posible que la **vértebra superior se deslice sobre la inferior.** En este caso estamos ante la presencia de una **espondilolistesis** (espondilo=vertebra y listesis= deslizamiento), de la cual existe una predisposición por una deficiencia congénita a nivel del _istmo_ de L5-S1 que permite el deslizamiento de la 5ta vértebra lumbar (L5) sobre la 1ra vertebra del sacro (S1).

Las vértebras más afectadas son L5 en un 85%, debido a que las mayores cargas de flexo-extensión raquídea se localizan a este nivel, y también L4, ésta en un 12%.

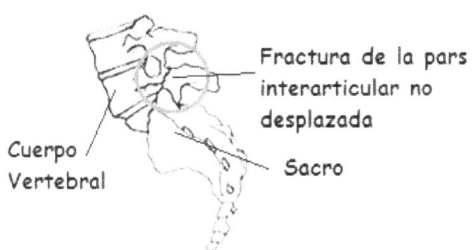

Espondilólisis. Nótese la línea de fractura a nivel del Istmo o Pars interarticular. No hay desplazamiento del cuerpo vertebral

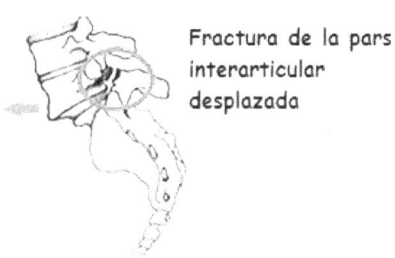

Espondilolistesis. Nótese el desplazamiento de la fractura y el cuerpo de la 5tavertebra lumbar sobre el sacro

¿Es muy frecuente la espondilólisis y la espondilolistesis?

La **espondilólisis** es la causa más común de dolor lumbar entre los **deportistas con esqueleto inmaduro** o en crecimiento. Es responsable de hasta un 47% del dolor de espalda en los **atletas** adolescentes. En cuanto a la **espondilolistesis** o **deslizamiento vertebral,** es más frecuente en las hembras y puede ser causa de dolor de espalda en un 20% a 25% de los casos.

Por lo general, el deslizamiento de una vértebra sobre la otra puede progresar hasta un 40% del tamaño del cuerpo de la vértebra, pero rara vez avanza más de este nivel, sin embargo después de un 25% de deslizamiento puede producir compresión de la raíz nerviosa.

El aumento de deslizamiento sucede por lo general durante el periodo de crecimiento rápido en la adolescencia que se da entre los 11 y 15 años.

¿Cuál es la causa de la espondilolistesis?

La causa más probable es un traumatismo repetitivo en extensión y rotación del tronco durante la actividad deportiva que produce **fractura por estrés** de la *pars articularis* por esta razón se encuentra con más frecuencia en practicantes de deportes que impliquen una actividad frecuente de flexión y extensión de la columna como en las gimnastas, o en otros deportes en los que el atleta realiza movimientos incoordinados y violentos como en el salto alto, salto largo, el karate, judo, la halterofilia o levantamiento de pesas o en la lucha grecorromana.

El sitio más frecuente de deslizamiento es la unión lumbosacra, a nivel de la 5ta vértebra lumbar (L5) y la 1ra sacra

(S1). Al parecer hay una fuerte relación entre la presencia de _espina bífida oculta_ y el defecto de la pars articularis.

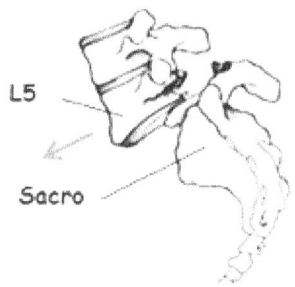

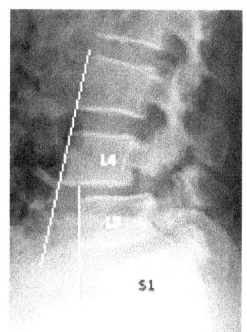

Deslizamiento de la 5 vértebra lumbar (L5) sobre el sacro. La flecha señala la dirección del desplazamiento.

Observe el desplazamiento de L4 sobre L5

¿Cuáles son los síntomas de la espondilólisis o espondilolistesis?

La **espondilólisis y la espondilolistesis** son asintomáticas en la mitad de los adolescentes que la tienen y se manifiesta por la aparición de dolor lumbar que se puede irradiar hacia los glúteos o la parte posterior de los muslos y que se intensifica con la extensión de la columna.

Lo característico es que el dolor aparece y se hace más fuerte al realizar la actividad física repetitiva que implique hiperextensión lumbar o extensión y rotación de la columna y cede con reposo o limitación de la actividad.

¿Cuáles son las actividades deportivas en las que se presenta con más frecuencia esta afección?

La gimnasia, salto alto, salto largo, el karate, judo, salto de trampolín, halterofilia, remo, lanzamiento de jabalina, golf, natación (estilo mariposa), futbol, atletismo, danza, la lucha grecorromana, debido a que el raquis o columna, es sometido a grandes *cargas de cizallamiento* que pueden lesionar el arco vertebral.

¿Qué quieren decir con cargas de cizallamiento?

Las cargas o fuerzas de cizallamiento son las que se generan cuando fuerzas opuestas recaen sobre un tejido, con lo cual una parte del tejido se desliza por encima de la otra. El resultado de dos fuerzas opuestas es el cizallamiento.

En el caso de la columna vertebral, las apófisis articulares de las vértebras superior e inferior inmediatas, son las que soportan estas fuerzas de cizallamiento en caso de producirse una espondilólisis, las apófisis articulares ya no podrán soportar estas fuerzas produciéndose el deslizamiento de la vértebra (espondilolistesis).

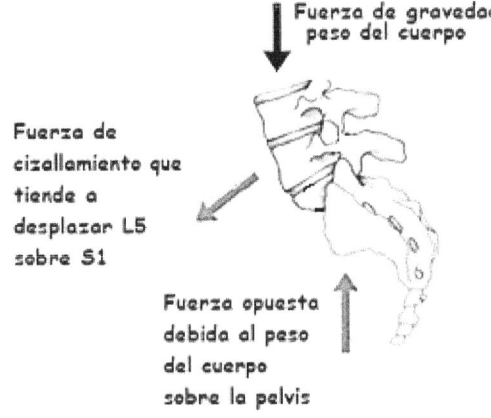

Fuerza de gravedad peso del cuerpo

Fuerza de cizallamiento que tiende a desplazar L5 sobre S1

Fuerza opuesta debida al peso del cuerpo sobre la pelvis

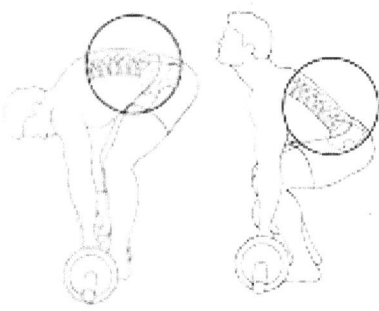

El levantamiento de pesas con mala técnica como en la imagen de la izquierda incrementa las fuerzas de cizallamiento.

¿Qué estudios se realizan?

La mayoría de los casos se detectan con radiografías simples de la columna lumbar. Pero si la radiografía es normal y se sospecha de espondilólisis, se puede realizar una tomografía axial computarizada o una Resonancia Nuclear Magnética en caso de que exista compromiso neurológico.

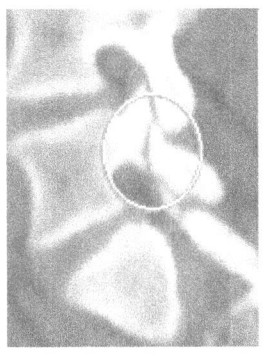

Tomografía de columna lumbar. Entre el circulo se observa la fractura del istmo vertebral. No hay desplazamiento de la vértebra.

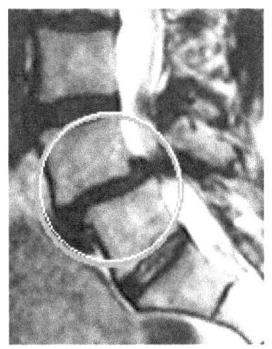

Resonancia de la columna lumbar. Observe el deslizamiento de la vértebra superior sobre la inferior

A mi hijo le diagnosticaron *ESPONDILÓLISIS* ¿En qué magnitud esto va a cambiar su estilo de vida?

En cuanto a la espondilólisis, lesión en la que **no hay** desplazamiento de la vértebra, si se demuestra en las imágenes de tomografía o resonancia, que la fractura es aguda o reciente y unilateral, se puede lograr una cicatrización de la misma con la utilización de un corsé en extensión. Una vez controlado el dolor y reparada la fractura se realiza fisioterapia para posteriormente iniciar las actividades deportivas sin limitación pudiendo llevar el niño una vida normal posteriormente.

A mi hijo le diagnosticaron *ESPONDILOLISTESIS* ¿En qué magnitud esta condición va a cambiar su estilo de vida?

En los casos de espondilolistesis **sí existe** un deslizamiento del cuerpo vertebral. La limitación para la realización de las actividades diarias y deportivas del adolescente depende si el dolor es persistente o no y del grado de deslizamiento entre los cuerpos vertebrales.

Para ello se usa una clasificación por grados que mide en porcentaje el grado de desplazamiento, así de:

- 0% a 25% corresponde a Grado 1

- 26% a 50% corresponde a Grado 2

- 51% a 75% corresponde a Grado 3

- 76% a 100% corresponde a Grado 4

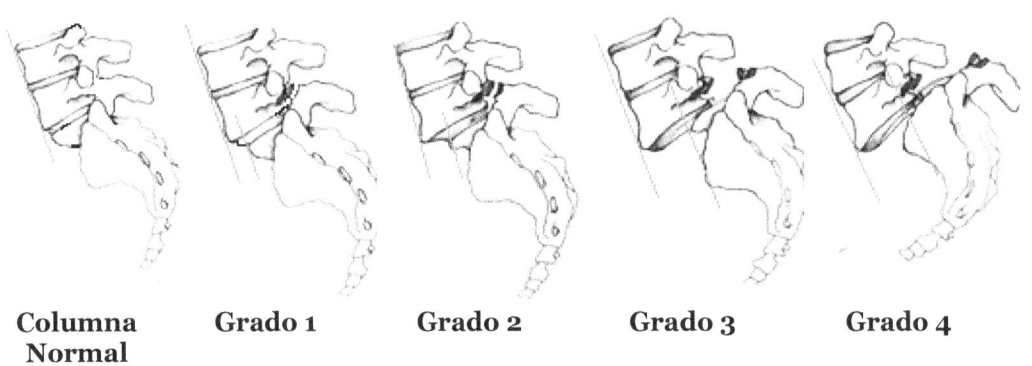

**Columna   Grado 1   Grado 2   Grado 3   Grado 4
Normal**

En los niños no sintomáticos con un deslizamiento de menos de un 25% se indica la observación y, si el niño es menor de 10 años, se realizan radiografías de la columna cada 4 meses, y si tiene entre 10 y 15 años cada 6 meses. Después de los 15 años el control se hace anualmente hasta terminar el crecimiento. Con este grado de desplazamiento y que no avanza no es necesario limitar las actividades deportivas.

Si el deslizamiento es entre el 26% y el 50%, se mantiene la conducta conservadora, es decir, de no operar, pero se deben evitar definitivamente los deportes de contacto o aquellos que impliquen extensión de la columna.

En cuanto al tratamiento conservador o no quirúrgico indicado, éste consiste en restringir la actividad o actividades que producen el dolor y comenzar un programa de fisioterapia en el que se incluya fortalecimiento de los músculos de la espalda y del abdomen, y estiramientos de la fascia lumbar y de los músculos isquiotibiales. Si a pesar de estas medidas persiste el dolor, se indican antiinflamatorios, reposo en cama y el uso de un corsé. Con estas medidas los síntomas mejoran en un 70% de los casos.

Pero, cuando el deslizamiento es mayor al 50% se debe realizar cirugía por el alto riesgo de progresión del desplazamiento de las vértebras.
En caso de que el niño o adolescente persistan con dolor a pesar del tratamiento inicial y tengan un desplazamiento menor al 50%, se intenta primero el tratamiento no quirúrgico que consistiría en restricción de la actividad física, el uso del corsé y la fisioterapia. Si a pesar de estas medidas no hay mejoría, entonces si se debe realizar la cirugía.

En cuanto al tratamiento quirúrgico la decisión queda en manos del especialista.

2.2.- HERNIA DISCAL

¿Qué es una hernia discal?

Para poder explicar mejor en qué consiste la hernia discal, vamos conocer antes la estructura básica de un disco intervertebral normal. Este disco intervertebral es una estructura situada entre dos vértebras adyacentes a nivel tanto cervical, como dorsal y lumbar que permite el movimiento entre ambas vértebras.

El disco intervertebral, está compuesto por dos partes: una parte central gelatinosa denominada "núcleo pulposo", que está rodeado en forma circular por una estructura fibrosa denominada "anillo fibroso". (Ver figura)

La función del disco intervertebral es amortiguar las cargas, estabilizar y permitir el movimiento entre 2 vertebras.

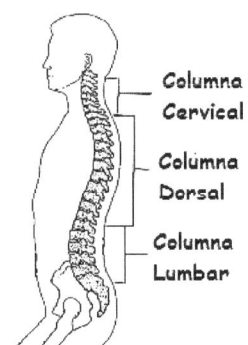

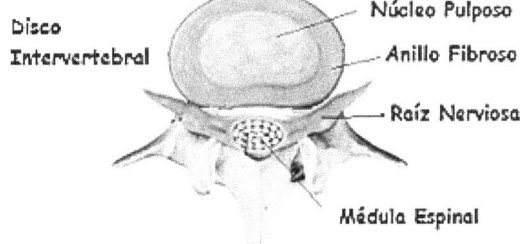

Columna Vertebral

Disco Intervertebral

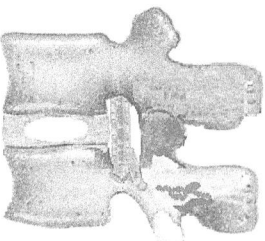

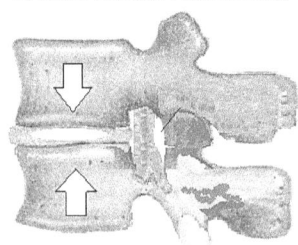

Disco intervertebral normal

Compresión del disco intervertebral amortiguando las fuerzas de carga

Ahora sí, vamos a explicar que es una hernia discal:

En lenguaje médico se dice que existe una _hernia_ cuando una _parte de un órgano del cuerpo se desplaza fuera de la cavidad que lo contiene_.

Para que se produzca la hernia discal debe haber primero una degeneración o daño progresivo de las fibras anillo fibroso por causa de cargas repetidas como sucede, por ejemplo, durante una actividad deportiva exigente. En esta situación se va desgarrando progresivamente el anillo fibroso hasta que el contenido del núcleo pulposo lo rompe totalmente y, entonces, el núcleo se desplaza fuera de su lugar, ocupando por lo general el _canal medular_.

Como consecuencia de este desplazamiento el contenido del disco comprime la médula espinal o alguna de las raíces nerviosas que salen de la médula espinal produciendo síntomas conocido como radiculopatía.

Cuando es a nivel de la columna lumbar produce dolor lumbar irradiado al muslo o la pierna y pérdida de fuerza en los músculos que inerva este nervio con la consecuente incapacidad. La radiculopatía lumbar también es conocida como "ciatalgia".

¿Cómo sé si lo que tiene mi hijo es una hernia discal lumbar?

El síntoma más frecuente cuando una hernia discal produce compresión de la médula o de una raíz nerviosa es: el dolor lumbar que se irradia a la cara posterior del muslo y a la pierna del lado comprimido. Se trata de un dolor que puede ser agudo, intermitente o _insidioso_ y que puede ir progresando hasta hacerse más frecuente e incapacitante.

El dolor aumenta con la actividad física, con la tos y el estornudo y disminuye con el reposo o al acostarse. Puede presentar alteraciones en la postura del tronco, escoliosis leve, cojera o rectificación de la columna lumbar.

¿Qué tan frecuente es la hernia discal en los niños y adolescentes?

Aunque la hernia discal a nivel lumbar es una alteración muy común en el adulto, es muy rara en el adolescente y excepcional en los niños menores de 10 años y cuando se presenta los niveles más comprometidos son L4-L5 y L5-S1.

¿Cuáles son los factores desencadenantes?

- El trauma agudo o repetitivo.

- Las malformaciones congénitas de la columna.

- La predisposición familiar.

¿Por qué hay hernias discales que no duelen o causan síntomas?

Es importante diferenciar otro término relacionado con una alteración menor del disco intervertebral que es la **protrusión discal,** siendo lo característico en estos casos que el contenido del disco, es decir, el núcleo pulposo, no salga al exterior sino que empuje o desplace el anillo fibroso sin romperlo, y dependiendo del grado de desplazamiento pueda contactar simplemente o comprimir la medula espinal o las raíces nerviosas y por lo tanto podría o no dar síntomas.

Es muy probable que con el paso del tiempo y de seguir la actividad física que ha provocado la lesión, como lo es el trauma repetitivo, el levantar objetos pesados con mala técnica, por ejemplo, pueda romperse el anillo fibroso y ocasionar la hernia discal en un futuro con la consecuente compresión medular o radicular y hacerse sintomática, es decir, producir la ciatalgia.

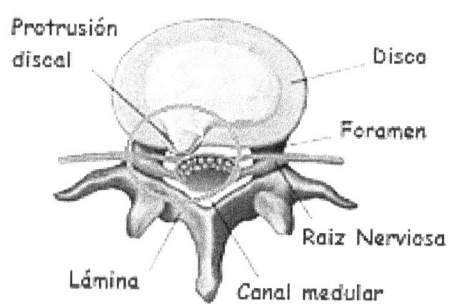
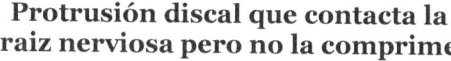
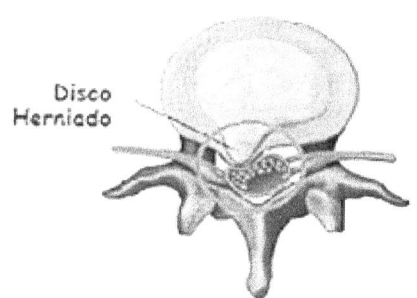

Protrusión discal que contacta la raiz nerviosa pero no la comprime

Disco herniado que presiona la médula espinal

¿Cuáles estudios se deben hacer?

El examen de elección es la resonancia magnética porque muestra con excelentes detalles el disco herniado, su localización y permite diferenciar o descartar otras entidades. El único inconveniente es que requiere de sedación en los niños pequeños.

En cuanto a las radiografías, por lo general son normales, aunque se puede encontrar leve escoliosis o rectificación de la lordosis lumbar.

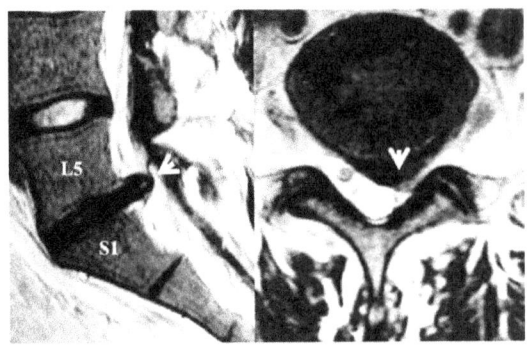

Hernia Discal L5-S1. Las puntas de flecha señalan el disco herniado

¿Cuál es el tratamiento?

Para la **protrusión discal**, que es lo más frecuente en comparación con la hernia discal, lo más indicado son los ejercicios de fortalecimiento muscular, pues con ellos se logra mejoría de los síntomas en la mayor parte de los casos, mejoría dada por la desaparición del dolor y una recuperación en la calidad de vida. Por esto lo más indicado es que el adolescente sea tratado en una unidad de fisioterapia.

En cuanto a la **hernia discal**, a pesar de que los reportes de fracaso en el tratamiento **no quirúrgico** alcanzan hasta un 75% de los casos, se recomienda intentar inicialmente el tratamiento conservador que consiste en reposo en cama, antiinflamatorios no esteroideos y fisioterapia. Es en caso de que no respondan al tratamiento, cuando se procederá al tratamiento quirúrgico con el que se obtienen buenos resultados estimados en más de 90% de los casos.

2.3.- ENFERMEDAD DE SCHEUERMANN

¿Qué es la enfermedad de Scheuermann o Cifosis del Adolescente?

Se llama así, al aumento anormal en la cifosis o curvatura torácica en más de 45°. El rango normal de la cifosis dorsal en adolescentes es entre 20° y 40°, lo que le da la apariencia de una espalda "redondeada". Esta curvatura es rígida porque no disminuye cuando se realiza extensión de la espalda o cuando el adolescente se acuesta boca arriba.

Es debida a un acuñamiento anterior de 5° o más del cuerpo de al menos tres vértebras torácicas adyacentes o contiguas como consecuencia de un trastorno del crecimiento de los cuerpos vertebrales. Este acuñamiento se puede constatar en una radiografía lateral de la columna torácica en donde se ve un aumento anormal y rígido de la curvatura de la columna torácica.

No hay ningún tipo de alteraciones neurológicas o de la función cardiopulmonar. Su frecuencia es de un 0,4% a un 8,3% de los adolescentes y es más frecuente en varones.

Por lo general se inicia entre los 8 y los 12 años de edad acentuándose durante el periodo de crecimiento rápido, entre los 12 y los 16 años.

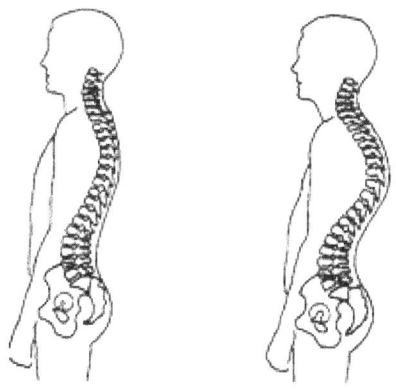

Cifosis Normal   Cifosis Acentuada

¿Cómo se clasifica?

Depende de la localización de la curvatura.
- Torácica, que es la clásica
- Toracolumbar, en la que el ápex de la cura se encuentra entre las vértebras T10 y L2

- Lumbar, en la columna lumbar

¿He observado que mi hijo camina, se sienta y se ve muy "jorobado", pero no se queja de dolor? ¿Puede ser la enfermedad de Scheuermann?

Es probable que sea portador de la enfermedad de Scheuermann, aunque se debe descartar la *cifosis postural* o el *dorso curvo familiar*. En realidad **no es frecuente** que el adolescente presente dolor y si lo tiene este tiende a desaparecer en la medida que termina el crecimiento.

Si el grado de la cifosis en menor de 60° muy probablemente no habrá dolor en la vida adulta. Por lo general es una alteración que no interfiere con las actividades de la vida adulta y sólo afecta la apariencia física.

¿Qué estudios se le deben hacer?

Generalmente con radiografías simples en proyecciones anteroposterior y lateral con el adolescente parado y otra proyección lateral con el adolescente acostado boca arriba para ver si hay corrección de la angulación.

Se solicitará Resonancia sólo si el médico encuentra hallazgos que sugieran compresión medular.

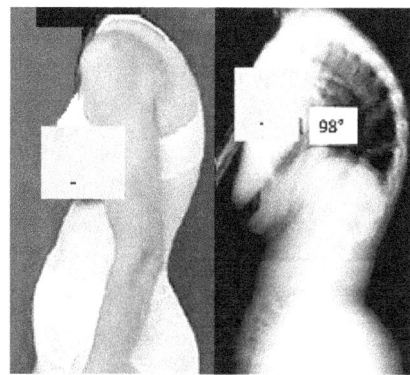

Apariencia física y Radiografía lateral de columna toracolumbar

¿Cómo se trata la enfermedad de Scheuermann?

Depende de la magnitud de la deformidad, la edad del adolescente y la presencia o no de dolor. Si estamos ante un adolescente con potencial de crecimiento en el que se observa un incremento progresivo de la angulación con una radiografía en la que se evidencia una cifosis mayor de 60°, está indicado el uso de _corsé toraco-lumbar_ hecho a la medida.

El corsé lo debe usar por lo menos 22 horas diarias y solo se inicia su retiro progresivo cuando el adolescente esté en la etapa final de su crecimiento.

Se indica fisioterapia cuando presenta dolor, en cifosis menores de 50° en las que no progresa la angulación. Como actividad física se recomienda la natación en su estilo mariposa porque ayuda a relajar y a fortalecer la musculatura de la espalda.

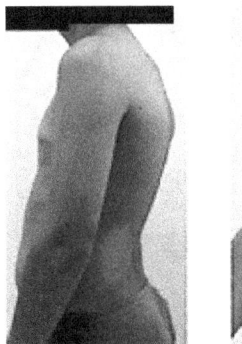
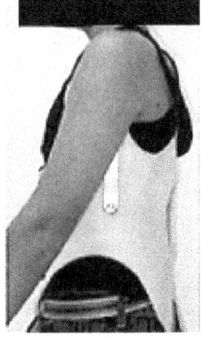

Cifosis acentuada Corrección con corsé

El tratamiento quirúrgico está indicado en las cifosis mayores a 75° que no responden al tratamiento con corsé, en los adolescentes con dolor que no responde al tratamiento médico y aquellos que quieren mejorar su apariencia física.

El pronóstico de la cifosis de adolescente es bueno en general; la aparición de complicaciones como dolores de espalda más frecuentes o incluso limitación de la función pulmonar sólo se presentan en caso de hipercifosis muy pronunciada.

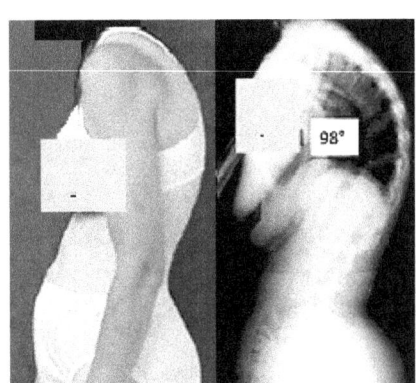
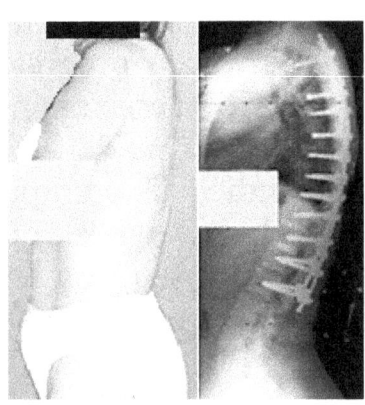

Preoperatorio   **Postoperatorio**

2.4.- TUMORES

¿Qué pasa si mi hijo se queja de dolor de espalda sin haber realizado actividad física alguna?

Cuando se presenta a la consulta un niño o adolescente con dolor en reposo o que aparece durante la noche, que se localiza en la espalda y en algunos casos se irradia hacia las extremidades inferiores, de más de 2 semanas de aparición **debemos sospechar de una alteración orgánica.** Por lo que se deben descartar los tumores en la columna o en la médula espinal que aunque son raros, cuando están presentes, en la mayoría de los casos son benignos.

¿Cuáles son los tumores benignos que se pueden presentar en la columna?

Los más frecuentes son:

- El osteoma osteoide
- El osteoblastomatoma,
- El granuloma eosinófilo y
- El quiste óseo aneurismático.

El osteoma osteoide y el osteoblastoma:

Ambos comprometen el arco posterior de la vértebra, son similares en ubicación y en que presentan un pequeño *nido*, se diferencian en que el osteoblastoma es más grande y más destructivo, además de que se puede malignizar y comprimir el cordón medular.

En cuanto a los síntomas, el niño o adolescente refieren dolor que empeora durante la noche que calma con analgésicos antiinflamatorios. El estudio que facilita su hallazgo es la gammagrafía ósea y la tomografía, permitiendo esta la identificación del nido.

El tratamiento es quirúrgico.

Granuloma eosinófilo:

Es una lesión solitaria, se presenta en menores de 20 años con una edad promedio entre los 4 y 5 años. Afecta por lo general, la parte anterior de la vértebra provocando un colapso o fractura del cuerpo vertebral produciendo una vértebra aplanada y dolor.

Se detecta en radiografías y se indica la resonancia magnética cuando hay síntomas neurológicos y para valorar el compromiso del canal medular.

Se confirma el diagnostico mediante biopsia y como la evolución natural es hacia la regresión y reconstitución del cuerpo vertebral no se indica el tratamiento quirúrgico de entrada sino que simplemente se utiliza un corsé para controlar el dolor.

Sólo caso de existir inestabilidad o compromiso neurológico estaría indicada la cirugía.

Quiste óseo aneurismático:

Es una lesión pseudo tumoral o de falso tumor, de tipo hemorrágico, que se localiza por lo general en el arco vertebral posterior. Los síntomas se producen por efecto expansivo por compresión del canal medular o en caso de que se presente una fractura del hueso comprometido. El tratamiento consiste en embolización arterial selectiva, curetaje de la lesión e implante de injerto óseo. O la resección en bloque de la lesión.

TUMORES MALIGNOS:

Es bueno resaltar que los tumores malignos primarios en los niños son muy raros y más aún los tumores primarios en la columna. Los más comunes son:

- El sarcoma de Ewing.
- El osteosarcoma
- La leucemia.

Las más frecuentes son lesiones metastásicas, cuyo origen se encuentra en otros órganos y se diseminan hacia la columna. Los más frecuentes son los neuroblastomas y los rabdomiosarcomas que producen metástasis a la columna en un 80% de los casos con mayor compromiso del área torácica.

No tenía idea de que la leucemia atacaba la columna.

En realidad la leucemia es la **neoplasia más común** en los niños, presentándose un 6% de los casos el primer síntoma como dolor de espalda siendo debido a compromiso de alguna vértebra. El niño presenta además, fiebre, anemia y debilidad. En el laboratorio se encuentra un recuento de leucocitos alto. Las radiografías se puede observar la lesión. El tratamiento es quimioterapia y un corsé para disminuir el dolor.

2.5.- OTRAS CAUSAS DE DOLOR DE ESPALDA NO ORGÁNICO.

¿Existen otras causas de dolor de espalda que no sean orgánicas?

Si, entre ellas la más importante es el incremento del peso en los morrales, bultos o mochilas escolares. Se ha comprobado que un morral con más del 10% al 15% del peso corporal total del niño utilizado en ambos hombros, produce mayor inclinación del tronco hacia adelante y una mayor extensión del cuello, lo que aumenta la probabilidad de producir dolor en la espalda, en el cuello y en los hombros.

Si el morral o bulto escolar, se utiliza en un solo lado, produce elevación del hombro y rotación de la columna de ese lado lo que puede desencadenar dolor de un solo lado. Es importante resaltar que **no se ha demostrado** que estas dos maneras de cargar el morral **produzcan deformidades** estructurales en la columna, sin embargo, la recomendación es limitar el peso del morral a un 10% del peso corporal. Es decir que si el niño pesa 30 kilogramos, el bulto escolar no debe exceder los 3 kilogramos.

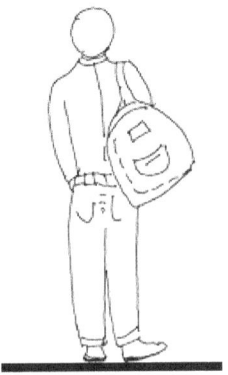

Uso inapropiado del bulto escolar. Se observa la desviación que produce tanto en la columna cervical como dorsal y lumbar. Esto genera dolor

¿Cuándo preocuparse por el dolor de espalda?

Debe consultarse al médico si el dolor de espalda tiene una o más de las siguientes características:

- Cuando persiste por más de 2 semanas.

- Es incapacitante, el niño se niega a moverse o al hacerlo se desencadena el dolor.

- Es constante, aunque no sea intenso y dura más de una semana.

- Se acompaña de hormigueo, calambre o insensibilidad en las piernas.

- Cuando el niño dice que pierde fuerza en las piernas.

- Si el dolor de espalda se acompaña de fiebre, decaimiento, palidez o hematomas.

- El dolor es fijo, en un punto determinado de la columna.

¿Que es importante recordar?

Que la mayoría de las veces el dolor de espalda no es una enfermedad, es una llamada de alerta de los músculos de la espalda de que algo no se está haciendo bien. La mejor prevención es que el niño realice ejercicios para que los músculos que mantienen derecha la espalda estén bien y sean fuertes.

Que los niños que presentan dolor de espalda precisan unos 30 minutos diarios de entrenamiento, ejercicios de espalda y abdomen por lo que es recomendable hacer fisioterapia dirigida por un profesional.

Que los dolores de espalda se previenen haciendo que el niño o adolescente se siente derecho en la silla, pegando bien la espalda en el respaldo; utilizando una silla de respaldo y altura adecuada a la talla; durmiendo en colchón duro, también transportando al colegio sólo el material escolar necesario y no todos los libros y cuadernos del año.

Que el dolor de espalda mejora con masajes de los músculos que están a ambas partes de la columna vertebral, también con calor local suave. Cuando el dolor es más intenso se puede administrar un analgésico oral como ibuprofeno.

Que siempre se debe buscar atención medica cuando el niño se queja de dolor de espalda por más de 2 semanas seguidas.

3
ESCOLIOSIS

¿Qué es la Escoliosis?

La palabra «Escoliosis» proviene del griego y significa «torcido» y se refiere a un trastorno que hace que la columna vertebral se curve hacia los lados.

Es más frecuente en el sexo femenino y se produce por dos alteraciones: por un lado, la **desviación lateral** de la columna, hacia la derecha o a la izquierda, por lo que adopta una forma de "S" o "C" y, por otro lado, **la rotación** de las vértebras sobre su propio eje correspondientes a la zona afectada, en donde los cuerpos vertebrales apuntan hacia la convexidad de la curva y las apófisis espinosas hacia la concavidad.

Con la rotación también se desplazan las costillas por lo que se hacen más prominentes en el lado de la convexidad y más hundidas en el de la concavidad de la curva. Esta mayor prominencia del hemitórax posterior es lo que se conoce como "giba" o "joroba".

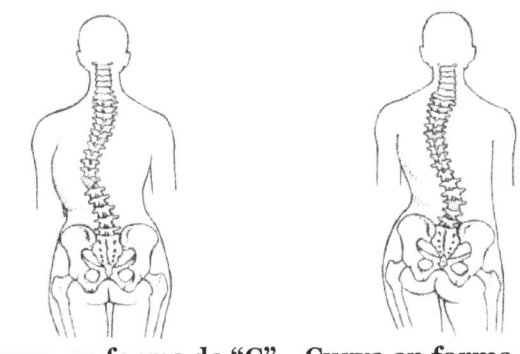

Curva en forma de "C"   Curva en forma de "S"

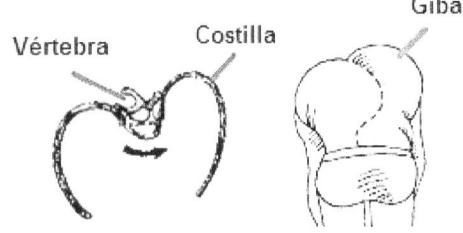

**Rotación de la vértebra sobre su
propio eje**

**La joroba se debe a la prominencia
de las costilla cuando rotan la
vértebras**

Pero, ¿En qué momento se puede producir la escoliosis para poder detectarla a tiempo?

Bueno para entenderlo mejor, es importante resaltar que el crecimiento de la columna, igual como sucede con el crecimiento global del niño, no se produce en forma continua sino que tiene unos **momentos de aceleración del crecimiento o crecimiento rápido**, estos momentos de aceleración se presentan en 2 fases:

- La primera va desde el nacimiento hasta los 3 años, y

- La segunda se sucede en la pubertad, entre los 10 y los 15 años de edad.

Es en este segundo momento de aceleración del crecimiento en donde las alteraciones de la columna aparecen con mayor frecuencia.

Mi hija tiene la columna desviada pero su médico me dijo que no era *escoliosis* sino que tenía una *actitud escoliótica*. ¿De qué está hablando?

Es porque no todas las desviaciones leves de la columna vertebral se deben a una escoliosis por lo que es posible que se trate de una falsa escoliosis o actitud escoliótica.

La actitud escoliótica, es la incurvación lateral **sin rotación** de la columna, provocada frecuentemente por **factores externos** a la propia columna vertebral, como podría serlo una *dismetría o asimetría de los miembros inferiores*, es decir una pierna es más larga o más corta que la otra. Esto provoca una *oblicuidad de la pelvis*, por lo que la columna vertebral adopta esas incurvaciones para poder conservar una buena compensación del tronco, es decir, para que la cabeza quede alineada con el centro de la pelvis.

Otras causas pueden ser la presencia de una **contractura muscular** de un solo lado del tronco producida por un traumatismo o por el dolor de una *espondilólisis.* Ambas situaciones pueden incurvar la columna produciendo una actitud escoliótica.

Lo positivo de esta situación es que la actitud escoliótica desaparecerá al tratar el problema subyacente puesto que son **curvas flexibles** que se corrigen en el momento de sentarse o al acostarse. Solamente las dismetrías de las extremidades inferiores mayores a 1,5 cm son las que producen esta alteración y requieren corrección con alza en el talón de la extremidad más corta.

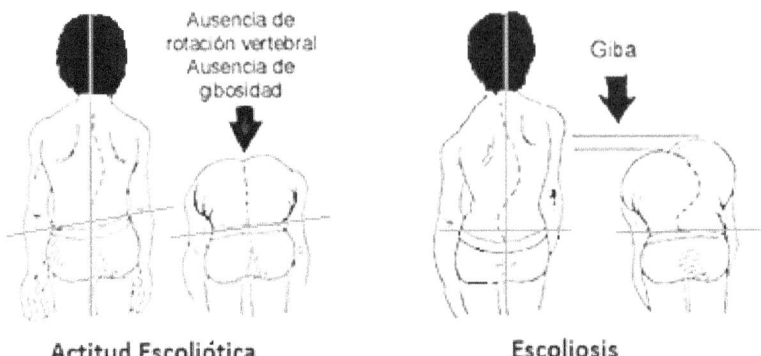

Maniobra de Adams para diferenciar la escoliosis de la actitud escoliótica. Nótese también la línea vertical en ambas figuras: en la actitud escoliótica y en la escoliosis la cabeza queda centrada en la pelvis. En la actitud escoliótica podemos ver la cadera derecha más alta que la izquierda.

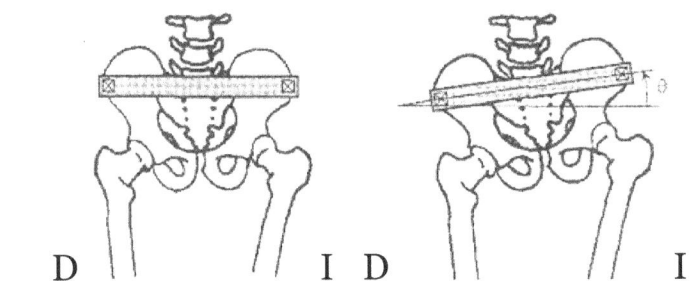

Oblicuidad pélvica por miembro inferior derecho más corto.

¿Cuáles son las causas? ¿Se puede prevenir?

La escoliosis puede aparecer en adolescentes totalmente sanos, por lo que en la mayoría de los casos de escoliosis, hasta un 85%, no tiene una causa aparente, y se le conoce como **escoliosis idiopática**, porque no se sabe qué es lo que pone en marcha el desarrollo de una curva. También se desconoce por qué algunas curvas empeoran y otras se mantienen estables.

El restante 15% lo constituye la escoliosis cuya causa sí es conocida y puede ser debida a enfermedades de los nervios o de los músculos, como sucede muy frecuentemente en la parálisis cerebral o las distrofias musculares.

Otra causa son las malformaciones congénitas de las vértebras que se producen en el útero durante el curso del embarazo, por lo que estas alteraciones ya están presentes al momento de nacer.

También son responsables de la escoliosis algunas anomalías del tejido conectivo como en el *síndrome de Marfan*, o por alteraciones de los cromosomas como el síndrome de Down.

En conclusión: la escoliosis **NO se puede prevenir pero sí** se puede diagnosticar a tiempo o precozmente por lo que una exploración de la columna en las edades comprendidas entre los 10 y los 15 años, sobre todo en las niñas, puede marcar una diferencia para toda la vida. El diagnóstico precoz puede ser de gran ayuda para diseñar el tratamiento más adecuado.

¿Cuándo hay que pensar en una escoliosis?

Cuando existan...

- Antecedentes familiares de escoliosis.
- Un desnivel en la altura de los hombros, un hombro más alto que el otro.
- Un omóplato más prominente que el otro.
- Prominencias costales.
- Alguna deformidad en el tórax.
- Una cadera más alta que la otra (actitud escoliótica).

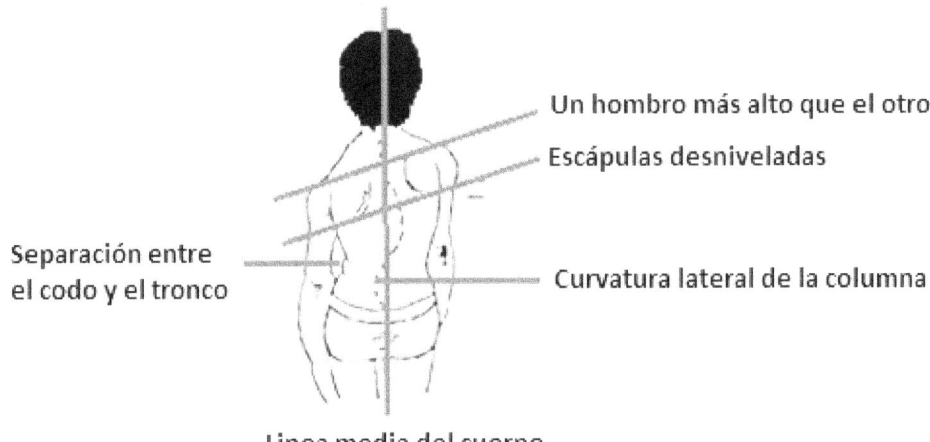

Un hombro más alto que el otro

Escápulas desniveladas

Separación entre
el codo y el tronco

Curvatura lateral de la columna

Linea media del cuerpo

¿Cómo confirma el médico que mi hija tiene escoliosis?

Se puede diagnosticar en el momento de la primera evaluación pues son suficientes los datos clínicos de sospecha que se obtienen durante la exploración física.

También se debe realizar un estudio radiográfico especial para confirmar el diagnóstico conocido como **telerradiografía anteroposterior y lateral** de la columna vertebral en bipedestación, en la cual la niña debe estar de parada y descalza al momento de tomarla. Así obtenemos una imagen panorámica de toda la columna y se puede clasificar la escoliosis, predecir su evolución y decidir el tratamiento.

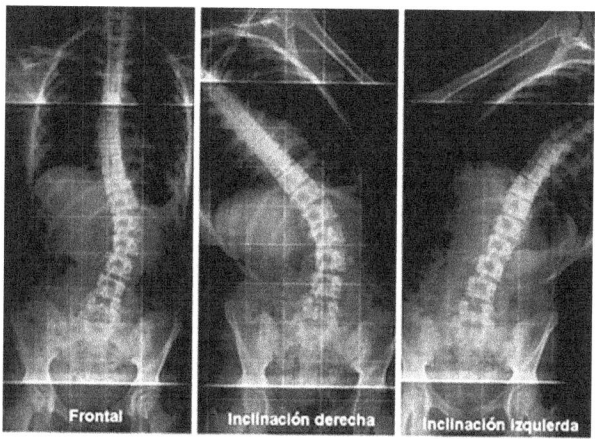

**Telerradiografía de columna completa
con inclinación para evaluar flexibilidad**

¿Para qué sirve esta telerradiografía?

Es muy útil, porque sobre esta telerradiografía, el médico traza unas líneas que toman como referencia las vértebras más inclinadas de la curva de la escoliosis y determina un ángulo que es clave para decidir la conducta, además de servir de referencia para los controles posteriores.

El ángulo que se obtiene es conocido como el _ángulo de Cobb_ o ángulo de inclinación de la curva escoliótica. Dependiendo de este ángulo el tratamiento será fisioterapia, el uso de un corsé o la cirugía.

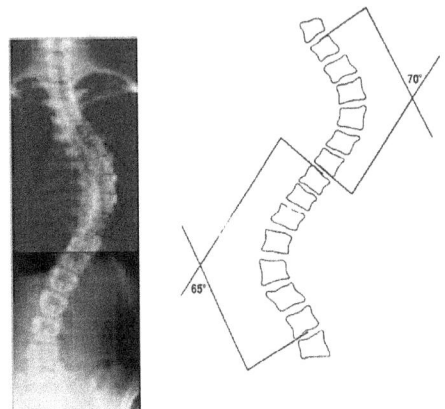

Ángulo de Cobb

Mi hija tiene escoliosis, pero no se queja de dolor ¿Es eso posible?

Lo normal de la escoliosis es que **no cause dolor**, esto sumado a que la niña preadolescente o adolescente presenta más pudor al desvestirse delante de sus padres o hermanas puede hacer más difícil de que se descubra tempranamente.

Lo frecuente es que una escoliosis leve pueda existir varios años antes de que sea realmente aparente pudiendo detectarse casualmente al realizar una radiografía de tórax o abdomen por otra causa, al utilizar traje de baños al ir a la piscina o a la playa o cuando algún familiar se da cuenta que la niña tiene un hombro más alto que el otro y todo esto sin haberse quejado de dolor, por lo que el dolor **no es lo más común**.

Para ser más claro, la escoliosis no debe producir dolor y, si la espalda duele, debe buscarse otra causa. Sólo en la vida adulta es cuando la escoliosis puede producir artrosis y, en estos casos, sí puede haber dolor.

¿La escoliosis se debe a la mala postura que asume mi hija la mayor parte del tiempo?

No, las malas posturas que adopta el niño o niña al sentarse, estar parado o caminar **no causan** escoliosis.

Tampoco se debe a la falta de calcio o alguna vitamina, ni al uso inadecuado de la mochila escolar o alguna caída que haya sufrido cuando era más pequeño.

¿Puede ser hereditaria la escoliosis?

Si, estudios han demostrado que los familiares directos de adolescentes con escoliosis pueden también presentarla, por lo que los hijos o hermanos de adolescentes con escoliosis debieran ser evaluados para descartarla en ellos.

¿Puede hacer alguna actividad física o deportiva mi hijo si tiene escoliosis?

Si, por supuesto, los adolescentes con escoliosis **pueden llevar una vida normal**. Entre las actividades físicas recomendadas está la educación física escolar y **no existe ninguna justificación** médica para que niños o adolescentes con escoliosis leves o moderadas no hagan educación física; al contrario la actividad deportiva ha demostrado que influye en la maduración de la personalidad y de las relaciones sociales y debe verse como tal, como un complemento en el desarrollo físico y emocional del niño y adolescente.

El deporte más recomendado es la **natación**, pero no debe practicarse con la creencia de que se va a corregir la desalineación de la columna porque esto no va a suceder, sino como un **complemento de la fisioterapia** y con la intención de mejorar la capacidad cardiovascular y respiratoria, fortalecer los músculos de la espalda y evitar el dolor por malas posturas adquiridas durante el crecimiento. Lo más importante es evitar el sedentarismo en el niño o adolescente.

¿Cuál es el tratamiento de la escoliosis?

Depende de los grados de inclinación de la curva o las curvas de la columna:

Si la curvatura es de menos 20º, se aconsejará la práctica de natación y controles periódicos.

Si la curva está entre 20º y 30º y el niño o niña aún está creciendo, se colocará un corsé hecho a la medida que deberá usar durante 23 horas al día. El objetivo principal es que la curva no progrese a 40º.

A partir de 40º debe realizarse la corrección y estabilización quirúrgica, sobre todo si se está en periodo de crecimiento.

La decisión de cirugía es conjunta entre el médico y el adolescente. En muchas ocasiones la cirugía se hace para corregir estéticamente la espalda pero debido a la magnitud de la intervención debe valorarse siempre la relación beneficio-riesgo.

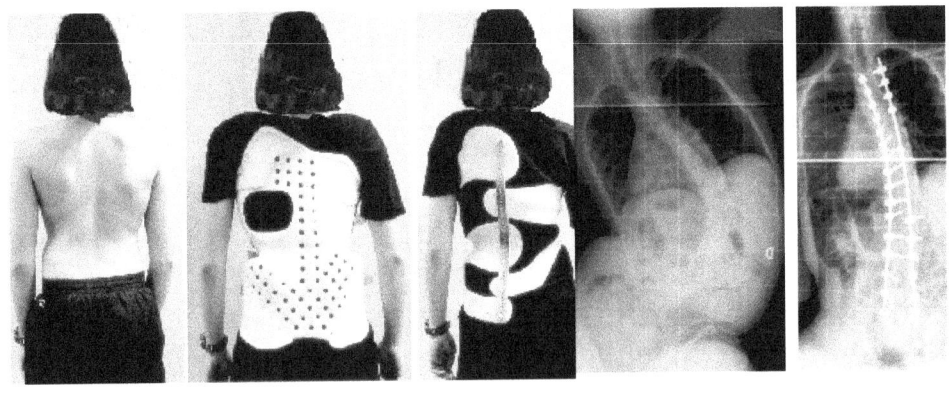

Uso de Corsé   **Intervención quirúrgica**

¿Qué es importante recordar?

Que la escoliosis en niños y adolescentes por lo general no producen dolor.

Que existen factores que influyen en los efectos físicos y emocionales que vive un niño o adolescente con escoliosis por lo tanto requerirá apoyo psicológico.

Que cuanto menor es la edad que tiene el niño o niña al momento del diagnóstico, mayor es la posibilidad de progresión de la curva al finalizar el crecimiento

Que la progresión de la curva de la escoliosis aumenta notablemente durante el "estirón" de la adolescencia y disminuye marcadamente al finalizar el crecimiento.

Que es más frecuente en las niñas.

Que la presencia de escoliosis no imposibilita al niño a realizar ninguna actividad física y que, al contrario, debe hacer una vida totalmente normal y esto incluye la práctica deportiva y la educación física escolar.

4

DOLOR EN LA CADERA

Al dolor en la cadera en niños y adolescentes se la llama **coxalgia**. De las causas de consulta por síntomas osteoarticulares en los niños, un 6% corresponden a dolor de cadera. Y de las causas de cojera en niños y adolescentes la cadera representa hasta un 50% de los casos.

Es muy importante realizar un diagnóstico preciso y precoz de la causa del dolor de la cadera porque debe descartarse algún problema grave que, en caso de retrasarse el tratamiento, puede complicarse con necrosis de la cabeza del fémur o destrucción de la articulación de la cadera lo que ocasionaría al niño o al adolescente una cojera permanente muy difícil de tratar.

La predisposición que tiene la cabeza femoral a la necrosis se debe a las características circulatorias que posee pues tiene sólo 2 arterias principales que la irrigan lo que hace que tenga una mayor fragilidad vascular o circulatoria tanto para repararse como para defenderse de infecciones.

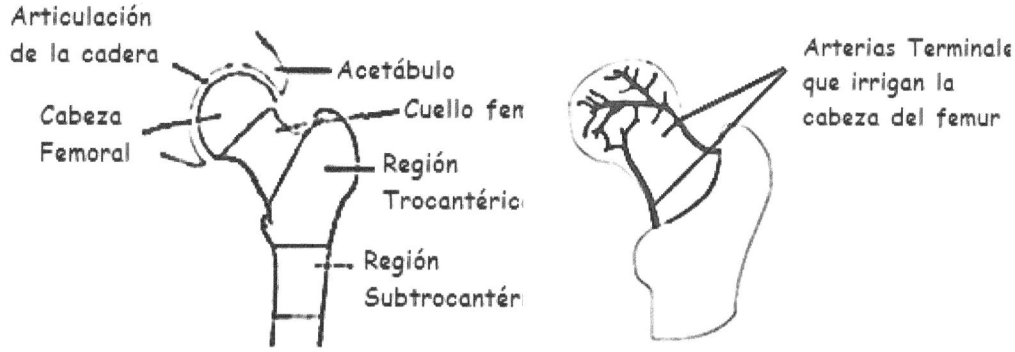

Las causas más frecuentes de dolor en la cadera son:

- Sinovitis dolorosa de la cadera.
- Enfermedad de Legg-Calvé-Perthes.
- Epifisiolisis de la cabeza femoral.
- Artritis séptica de la cadera.

Todas estas enfermedades se explican con detalle en el siguiente capítulo: El niño que cojea.

5

EL NIÑO Y EL ADOLESCENTE QUE COJEA

Cuando se habla de cojera nos referimos a un **patrón de marcha anormal** en la cual no se apoya correctamente una pierna, y en ocasiones las dos, debido generalmente a la presencia de dolor, debilidad muscular o alguna deformidad del esqueleto que se puede observar desde que el niño es capaz de ponerse de pie.

Es importante que los padres hagan memoria sobre algunos datos que pueden ayudar al médico a afinar el diagnostico como:

¿Hace cuánto tiempo comenzó la anormalidad?,

¿Ha empeorado la cojera? ¿Se mantiene igual? ¿Le imposibilita hacer las actividades que más le gustan?,

¿Recuerdan algún evento traumático asociado? ¿Alguna caída o infección en otra parte del cuerpo?

¿Se le inflamó en ese mismo momento otra u otras articulaciones?

¿Tuvo fiebre o compromiso del estado general?

¿Algún cuadro gripal o viral?

¿Por qué se produce la cojera?

Las causas son diversas pudiendo tratarse desde unas tan simples como un calzado que le quede pequeño o apretado al niño o una uña encarnada. Pasando por una lesión durante la realización de un ejercicio o actividad física, en el que se ha producido un traumatismo local como un esguince, un tirón o distensión muscular, una tendinitis o por fatiga debida a actividad física excesiva. Hasta una lesión más severa como una artritis séptica o una fractura o deslizamiento de la cabeza femoral que generará graves secuelas.

La localización de la lesión que produce la cojera es muy diversa, pudiendo radicar la causa en la columna, el sistema nervioso central, pelvis o cualquier segmento del miembro inferior. Pero entre todas las causas, la **localización en la cadera es la más frecuente** y representan aproximadamente el 50% de las consultas. Afortunadamente, en la mayoría de los casos suele deberse a un proceso benigno.

Lo que debe quedar bien claro es que la cojera en un niño **nunca es normal** por lo que los padres **no deben permitir** que su hijo cojee por mucho tiempo antes de consultar al médico.

Los trastornos que pueden producir cojera y tener consecuencias permanentes para la calidad de vida son muchos, por lo que es indispensable que el niño o adolescente sea valorado por el pediatra o el traumatólogo/ortopedista, para precisar la causa y tratarla si así lo requiere.

¿Es que son muchas las causas de la cojera? ¿No se deben todas a algún "mal golpe"?

En realidad no. Las causas de cojera se pueden englobar en dos grandes grupos:

Las **dolorosas** y **no dolorosas** y las **benignas** y **malignas**. Por estos motivos es por lo que **nunca** se debe achacar la causa de la cojera a un "mal golpe".

En caso de existir antecedente de **traumatismo o un golpe** que ocasione cojera, si éste es leve, la cojera mejorará al poco tiempo y siempre estará acompañada de dolor. En cambio, si el golpe es de mayor magnitud obligará a acudir casi de inmediato al médico a valoración por la intensidad del dolor y el grado de discapacidad que le produce al niño o adolescente. Basándonos en esto es por lo que una cojera en la que no se pueda precisar el desencadenante es mandatorio que sea valorada por el pediatra u ortopedista quien es el único capacitado para descartar la causa y la gravedad de la lesión.

¿Cuáles son las causas dolorosas?

Sus causas son los traumatismos, infecciones, inflamaciones o tumores. Por lo general obligan a acudir prontamente al médico porque alteran la calidad de vida del niño. Entre estas una de las más frecuentes son por traumatismo local: esguinces, tirones musculares, tendinitis, artritis traumática, fracturas incompletas. Estas afecciones son causantes de cojera aguda.

¿Cuáles son las causas no dolorosas?

La cojera no dolorosa no se presenta de un día para otro sino en forma progresiva y por lo general se debe a deformidades óseas o por pérdida de la fuerza muscular de la cadera en especial del glúteo medio. En este caso el niño tiene una marcha bamboleante parecida al andar de los patos, como cuando tiene una pierna más corta que la otra.

Debido a que el niño o adolescente no se quejan de dolor, por lo general los padres esperan algún tiempo para acudir en espera de que esta se resuelva espontáneamente.

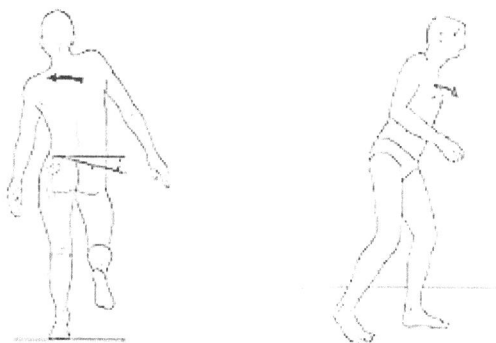

Movimiento de lateralización que realiza el cuerpo en una cojera no dolorosa por afectación del músculo glúteo medio

¿Cuáles son las causas que se consideran benignas?

Son aquellas que no comprometen la vida ni la extremidad del niño o adolescente y que se pueden resolver espontáneamente o controlar con tratamiento ambulatorio, sin que ello represente secuelas en cuanto a función o crecimiento como el dolor por fatiga muscular por actividad física excesiva, la _condromalacia rotuliana_, la alteración en la longitud de los miembros inferiores, la sinovitis transitoria, la osteocondritis.

¿Cuáles son las causas que se catalogan como malignas?

Los procesos infecciosos de las articulaciones y de los huesos y los tumores óseos porque ponen en riesgo la integridad del hueso o la articulación y a su vez pueden comprometer la extremidad y la vida del niño. Ellas son: la artritis séptica, la osteomielitis, los tumores de partes blandas y los tumores óseos.

Mi hijo está cojeando desde hace poco tiempo y se rehúsa a caminar, ¿Es peligroso?

Primero que nada se debe resaltar que la cojera en un niño **NUNCA es normal** y se debe observar bien los probables desencadenantes: si fue después de un traumatismo o no, si es de reciente aparición o si ya tiene tiempo el niño con ella, si el niño se queja de dolor o no. Por lo que es urgente acudir al médico.

¿Hay ciertas causas que son más frecuentes en determinados grupos de edad?

Si, dependiendo de la edad hay causas más frecuentes que otras.

En los menores de 2 años están: artritis séptica de cadera, luxación o subluxación de cadera, la *fractura de Toddler,*

De los 2 a 10 años: la sinovitis transitoria de cadera, la *enfermedad de Perthes,*

En los mayores de 11 años: están los síndromes **"por exceso de uso, sobreuso o sobrecarga"** muy frecuente en los niños en edad escolar que practican actividades deportivas de forma regular con son la enfermedad de Osgood Schlatter, el síndrome de Johanson-Larsen, la epifisiolisis femoral, la osteocondrosis, la enfermedad de Sever, las *barras tarsianas.*

Y, a cualquier edad: traumatismos, artritis séptica, osteomielitis, celulitis, fractura de estrés, neoplasias, enfermedades neuromusculares.

¿Qué es la sinovitis transitoria?

Es una inflamación **benigna** de la membrana sinovial que es la membrana que recubre el interior de las articulaciones y produce el líquido que las lubrica.

La sinovitis transitoria es la **causa más frecuente de cojera** en niños previamente sanos entre 2 y 10 años. Por lo general el niño ha tenido recientemente alguna infección de las vía respiratoria alta.

La articulación más afectada suele ser la cadera y la inflamación se manifiesta como dolor, leve o moderado, en la cadera o en la rodilla y, por supuesto, cojera. El dolor es escaso o mínimo cuando el niño está recostado y se manifiesta al obligarle a movilizar la cadera. Puede incluso caminar, pero con la pierna semiflexionada. Lo característico es que el niño, por lo demás esté bien, sin fiebre y con buen estado general.

Este proceso **se cura espontáneamente** en menos de 7-10 días, aliviando con el reposo, estando acostado, la aplicación de calor local y antiinflamatorios orales tipo Ibuprofeno.

Es importante que **siempre** sea evaluado por el médico pediatra o el ortopedista porque debe descartarse desde el comienzo una **artritis séptica** que es un proceso infeccioso fatal para la articulación.

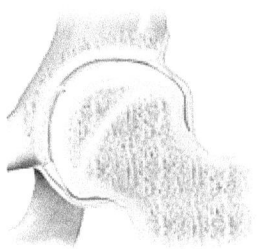

Cadera normal

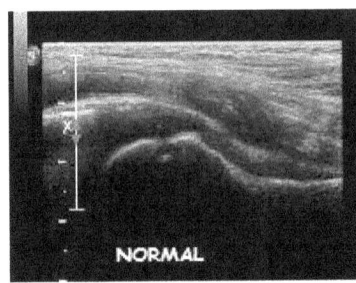

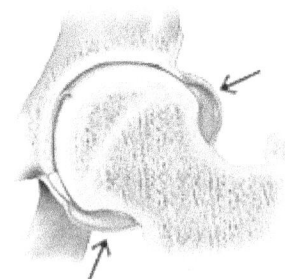

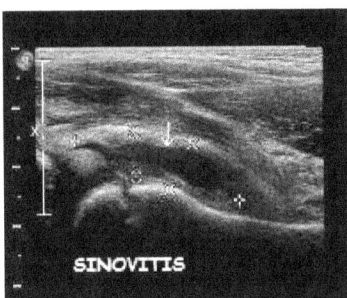

Derrame articular estéril
Las flechas señalan el derrame articular. A la derecha la imagen ecográfica.

En algunos casos estos episodios se pueden repetir. Los niños con episodios de repetición, al igual que los que no mejoran en 1 semana, deben ser estudiados, ya que en un pequeño porcentaje de casos puede ser el inicio de una enfermedad de Perthes.

¿Qué es la enfermedad de Perthes?

Es una enfermedad que produce la **destrucción progresiva** de la cabeza del fémur, uno de los 2 huesos de la articulación de la cadera. Se debe a que en un determinado momento deja de llegar suficiente sangre a la cabeza del fémur. Esta disminución de la circulación provoca que parte del hueso muera, este hueso muerto produce una reacción inflamatoria local que estimula el proceso reparador de la lesión.

Es un proceso que puede durar varios años. Sin embargo, si la capacidad de regeneración del hueso es pobre, la cabeza del fémur no recuperará su forma esférica normal, lo que dejará como secuela una cojera permanente.

Ocurre con más frecuencia en niños varones entre 4 y 10 años. Puede afectar ambas caderas en 10-20% de los casos aunque nunca en forma simultánea.

¿Cómo se presenta?

Inicialmente el niño se queja de molestias leves y poco claras como son dolor y rigidez en la ingle o en la parte interna del muslo y rodilla, por lo general de semanas o meses de evolución y poco a poco va apareciendo la cojera que es poco dolorosa y progresivamente se van atrofiando los músculos del muslo y pantorrilla.

En la radiografía se pueden ver las alteraciones en la cabeza del fémur aunque pueden tardar en aparecer. En más del 50% de los casos se curarán espontáneamente con el paso del tiempo, pero algunos otros van a precisar largos tratamiento, por lo que deben ser controlados por un Ortopeda infantil.

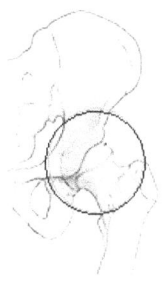

Cabeza femoral normal

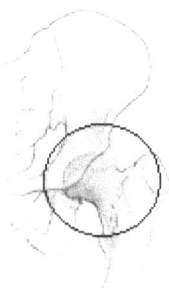

Cabeza femoral enferma

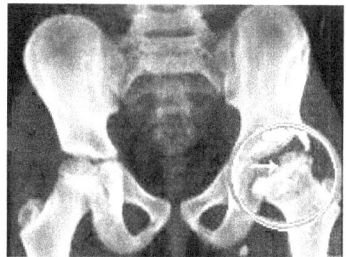

Cadera derecha normal – Cadera izquierda enferma

Además de las causas que ya describimos vamos a nombrar otras dos que por su importancia y por las secuelas o limitaciones que puede dejar en el niño es necesario conocer.

• La epifisiolisis de la cabeza femoral:

Es la patología de la cadera más frecuente en el adolescente. Consiste en un deslizamiento de la cabeza del fémur con relación al cuello femoral, que suele ocurrir sobre todo en **adolescentes varones obesos.**

Puede suceder con o sin traumatismo previo. Lo característico es que el joven se queje de poco dolor de cadera, pierna o de rodilla, además, presenta cojera y una típica posición del pie apuntando hacia fuera. El diagnóstico se confirma mediante una radiografía.

El tratamiento **siempre es quirúrgico** para frenar el deslizamiento que provocará mayores deformidades y la aparición de complicaciones potenciales como: necrosis avascular, artrosis o condrolisis. Por lo tanto, la Epifisiolisis de la cabeza femoral es una urgencia ortopédica. Hay que acudir al médico ante cualquier cojera no dolorosa y prolongada del adolescente.

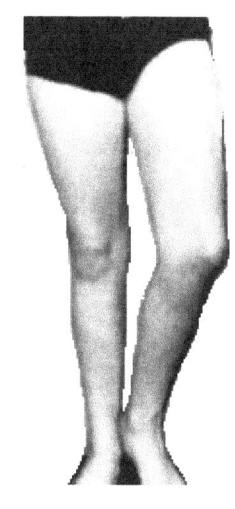

Extremidad izquierda acortada y en rotación externa

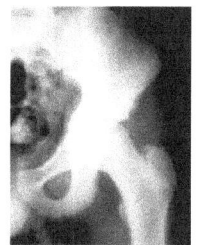

Cadera Normal

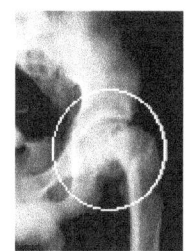

Epifisiolistesis

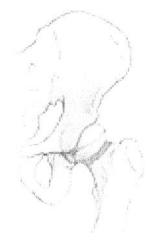

Cadera Normal

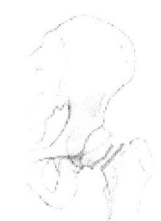

Epifisiolistesis

• Artritis infecciosa o Artritis Séptica:

Es la infección de una articulación.

Es una **infección grave**, que produce fiebre alta, compromiso del estado general y dolor **muy intenso** ante pequeños movimientos de la articulación afectada.

Si es una articulación "visible" o superficial como la rodilla, el tobillo o el pie, suele estar roja e hinchada. Si afecta a la cadera, que es una articulación "profunda", el muslo suele estar fijo, con la pierna girada hacia fuera casi sin poder moverla porque se desencadena un fuerte dolor.

Para diagnosticarla suele ser necesario hacer análisis de sangre, radiografías, ecografía y habitualmente extraer líquido del interior de la articulación para analizarlo.

Estos niños van a necesitar ser internados en un hospital, pues si se confirma el diagnóstico van a necesitar tratamiento antibiótico por la vena y muy probablemente la realización de lavado de la articulación en quirófano.

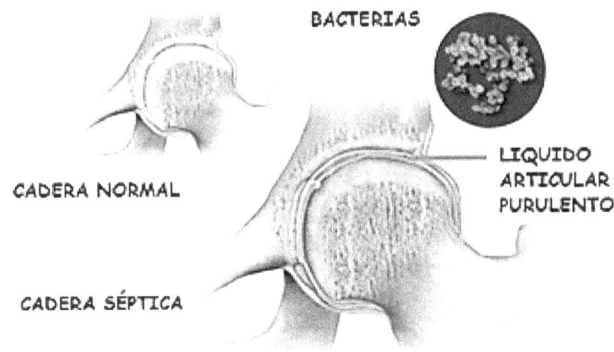

¿Cuándo debo acudir con urgencia al pediatra?

Los siguientes síntomas pueden ser orientativos para solicitar una consulta rápida con su pediatra:

- Si existe fiebre alta.
- Si hay dolor importante al más mínimo movimiento de alguna articulación.
- Si existe hinchazón, enrojecimiento o aumento de la temperatura de la piel en alguna articulación.
- Si aparece tras un accidente deportivo, con hinchazón de la zona, dolor y dificultad para andar normalmente.
- Si los dolores articulares, aunque desaparezcan espontáneamente, vuelven a surgir periódicamente en el mismo sitio, o en otro similar.
- Si presenta además disminución de la fuerza muscular en otras áreas.
- Si tienen dolores en los huesos de semanas de evolución.

¿Qué es importante recordar?

Que los errores y los retrasos en el diagnóstico de la causa de una cojera pueden dar lugar a importantes secuelas funcionales. Por ello ante el menor signo de cojera en el niño que no mejora en 48 horas debe acudir para ser valorado.

6

DISPLASIA DEL DESARROLLO DE LA CADERA

¿Qué es la displasia de cadera?

La displasia de cadera o, como mejor se le describe: **displasia evolutiva del desarrollo de la cadera** (DDC), es el **desarrollo anormal** de la articulación de la cadera. Como consecuencia de este mal desarrollo la cabeza del fémur "se sale" o se luxa de su sitio normal.

Se puede presentar ya desde dentro del útero y verse durante la ecografía prenatal, o la puede detectar el pediatra al momento de nacer o durante las primeras semanas de vida o, también, durante los primeros años de vida.

La cabeza del fémur se puede salir de la cavidad acetabular de manera parcial e intermitente (subluxación) o de manera permanente (luxación). Los más difíciles de diagnosticar inicialmente son los casos en que la cabeza femoral se sale parcialmente o en forma intermitente, por eso es posible que sea pasado por alto su detección y sea diagnosticada posteriormente.

La displasia de cadera **es una enfermedad progresiva**, pues el niño o niña nace con la displasia y, si no es adecuadamente tratada, progresa a subluxación y luxación.

Es una enfermedad frecuente pues se presenta en 3-5 de cada 1000 recién nacidos y afecta más a las niñas que a los varones y es más frecuente en la cadera izquierda.

¿En qué se relaciona con la luxación congénita de la cadera?

Es la misma displasia del desarrollo de la cadera, solo que así se le nombraba anteriormente. Pero el término de luxación se refería a la salida de la cabeza femoral del acetábulo en forma permanente, ya como un hecho clínico, y el término displasia, en cambio, se refiere a una anomalía o falla en el desarrollo de la cadera, por lo que es algo progresivo que avanza con el tiempo de no tomar las medidas necesarias y que culminaría finalmente con la luxación de la cadera.

¿Cuál es la causa?

Un importante factor externo para la formación de una displasia y una luxación de cadera es la falta de espacio en el útero. En esta situación, debido a la falta de libertad de movimiento, se produce una hiperflexión de la cadera aproximándose el muslo al abdomen y, por un mecanismo de palanca, hace que la cabeza femoral deje de presionar activamente contra el acetábulo haciendo que éste sea menos profundo y más vertical.

La disminución de la presión de la cabeza femoral sobre el acetábulo sumado a una laxitud articular genética, al error que cometen los padres de colocar a los niños envueltos en cobijas con las caderas extendidas, conlleva a inestabilidad articular y progresivamente a una luxación permanente, pasando por todos los rangos intermedios.

Los cambios en la forma de la cabeza femoral y del acetábulo son secundarios y progresivos y se desarrollan en el transcurso del tiempo.

¿Existen algunos factores que predispongan a padecer DDC?

Si claro, podemos nombrarlos:

- La raza (es más frecuente en los nativos americanos),
- Antecedentes de familiares con DDC que multiplica por 10 veces el riesgo,
- La posición intrauterina de nalgas.
- La escasez de _líquido amniótico_ durante el embarazo
- Sexo femenino,
- Primer embarazo.

También puede asociarse a trastornos neuromusculares como:

- _Parálisis cerebral_, _Mielomeningocele_, _Artrogriposis_, _Síndrome de Larsen_.

- Deformidades faciales, de los pies, escoliosis y en cualquier tipo de malformación congénita.

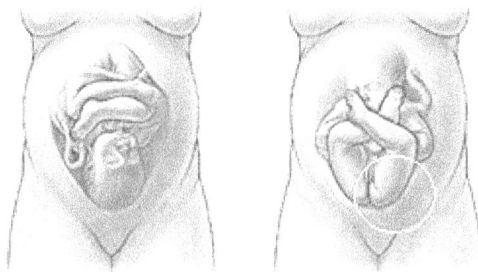

Presentación normal y de nalgas observe la hiperflexión de las cadera en la imagen de la derecha

¿Cuándo pensar en ella?

Se debe sospechar desde el momento de nacer el bebé, por lo que es de rutina que todo pediatra examine las caderas en ese momento y durante los controles normales que se hacen mes a mes.

Es una norma la exploración mensual de ambas caderas pues en los primeros días o meses, las exploraciones pueden ser negativas. Y serán los controles periódicos por parte del pediatra los que la detecten.

Cuando no es diagnosticada en forma temprana, la DDC puede presentarse como un retraso en el inicio de la marcha, o con cojera o "marcha de pato" (por el parecido del caminar del niño a cómo andan estos animales).

¿Cómo se diagnostica?

La DDC se sospecha inicialmente mediante la exploración o el examen físico del niño que se hace en forma rutinaria al momento de nacer o durante los controles mensuales. En cada revisión el pediatra explorará de manera minuciosa las caderas, valorando el movimiento espontáneo de las piernas, la longitud de las mismas y la asimetría de los pliegues. Y en casos de encontrar alteraciones se deben confirmar con estudios de imágenes.

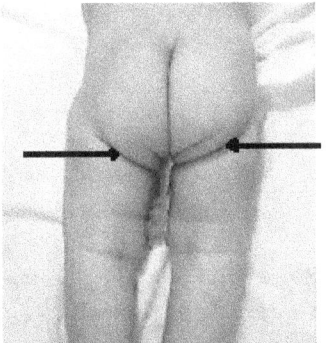

Asimetría de pliegues glúteos en una niña con DDC. Las flechas señalan los plieges subglutos. Se ve la diferencia en altura en ellos.

¿Cuáles son esos estudios que sirven para diagnosticarla?

Ante cualquier **exploración dudosa,** el pediatra solicitará:

- Una ecografía de caderas: en lactantes de menos de 3 meses (a partir de 3-4 semanas de vida), en las que se puede ver la relación entre la cabeza del fémur y el acetábulo o,

- Una radiografía de caderas: en lactantes mayores de 3 meses, en las que se puede observar la salida de la cabeza femoral del acetábulo.

Si la **exploración es positiva** se derivará al Ortopedista Infantil.

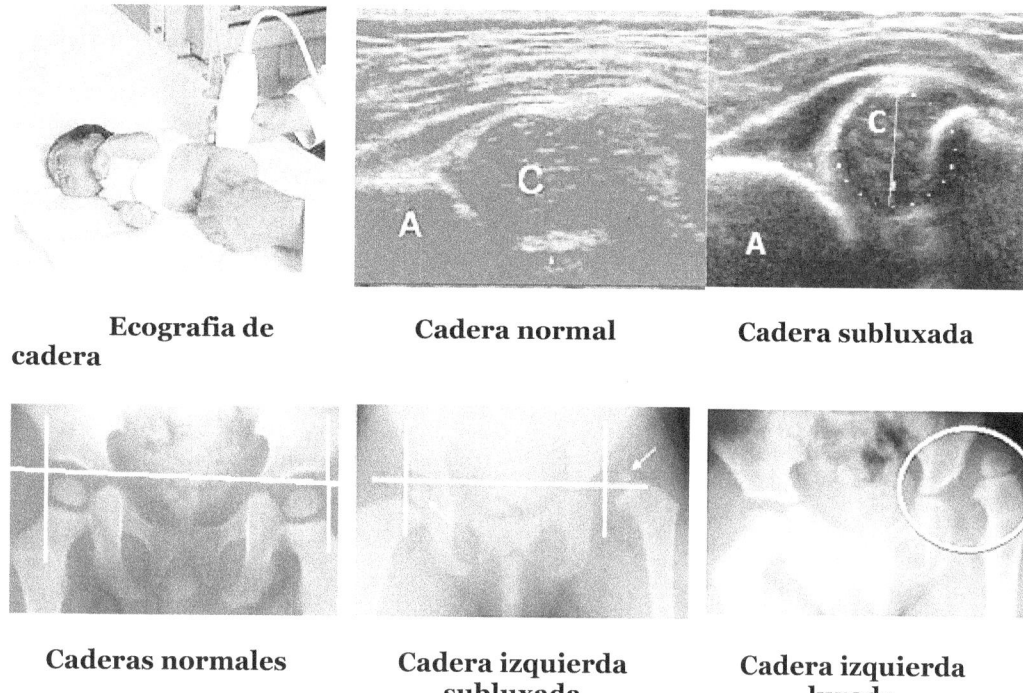

Ecografía de cadera

Cadera normal

Cadera subluxada

Caderas normales

Cadera izquierda subluxada

Cadera izquierda luxada

¿Cómo se trata?

Los tratamientos varían en función de la gravedad del caso y de la edad del niño al momento de diagnosticarla. Cuanto más pronto se inicie, mayor es la posibilidad de una buena respuesta y una curación completa.

Cuando la displasia es leve: el tratamiento consiste en **mantener el fémur dentro de su cavidad articular** para lograr esto se pone un doble pañal al bebé para que mantenga las piernas abiertas en posición de rana. Al cargar al bebé debe ser a horcajadas para intentar que el hueso vuelva a colocarse naturalmente en su sitio y mediante esta presión la cabeza femoral "moldee" el acetábulo. Se debe **evitar** envolver o acostar al niño con las piernas rectas.

Si la displasia es media o grave, se suelen utilizar ortesis blandas o rígidas u otros tratamientos como el arnés de

Pavlik, que consiste en unas correas que mantienen las caderas en flexión de 100 grados para reducir la luxación. Antes de los seis meses, no es necesario que se traten quirúrgicamente todos los casos. Los recién nacidos pueden recuperarse con estas maniobras. Si los tratamientos ortopédicos no corrigen la luxación, entonces la cirugía puede ser la última solución.

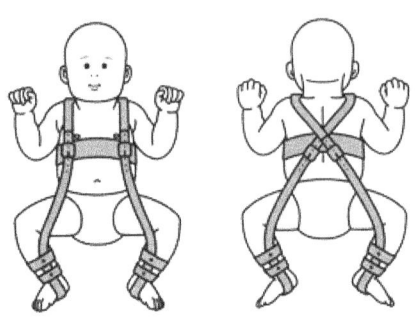

Arnés de Pavlik, mantiene las caderas en abducción o en posición de rana

¿Qué pasa con el desarrollo del bebé si va a usar este arnés por mucho tiempo?

Es importante resaltar que el uso de las férulas **no va a afectar el desarrollo del bebé a largo plazo**, simplemente lo retrasa, pero no lo afecta. El bebé que tiene displasia de cadera se demora en alcanzar algunos niveles del desarrollo motor comparados con los otros bebes de su edad que no tienen displasia de cadera, pero **siempre** llega a ellos, es decir su desarrollo motor siempre será igual a los niños de su edad.

¿Cuáles pueden ser las habilidades en las que se atrase un bebé con displasia?

- Gateo: un bebé con displasia va a gatear después que un bebé sin esta condición, más o menos a los 10 meses.
- Sentarse solo: un bebé con displasia va a tener dificultades para aprender a sentarse solo.
- Caminar: un bebé con displasia va a caminar después que un bebé sin esta condición, más o menos a los 14 meses. Recordemos que para caminar, el cuerpo necesita equilibrar bien el peso y necesita cierta simetría entre las

dos piernas, por eso es difícil que un niño con displasia lo pueda hacer sin tratamiento previo.

De modo que no hay por qué preocuparse por el desarrollo motor del bebe porque va a tener las mismas habilidades que cualquier otro niño y su desarrollo será normal.

¿Se puede prevenir la DCC?

Más que prevención son recomendaciones las que se pueden hacer.

Se recomienda que a todo bebé cuando duerma o sea cargado en brazos sea con las piernas abiertas, a horcajadas, que es la forma como la cabeza del fémur hace presión sobre el acetábulo y lo moldea y le ayuda a desarrollarse.

En caso contrario, es decir, en caso de que el niño se mantenga con las piernas estiradas y las caderas rectas, la cabeza del fémur ya no hace suficiente presión sobre el acetábulo y, si el niño presenta una displasia del desarrollo de la cadera, la cabeza del fémur tenderá a salirse. Por tal motivo colocar las piernas juntas y envolverlas como un "tabaco" es contraproducente.

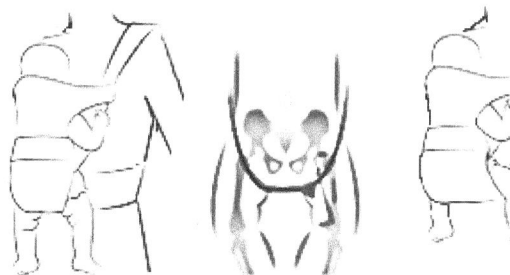 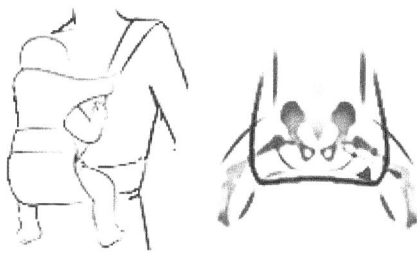

Forma no recomendada de cargar al bebé. La cabeza del fémur no hace suficiente presión sobre el acetábulo

Forma recomendada de cargar el bebé. Se observa como la cabeza del fémur hace mayor presión sobre el acetábulo.

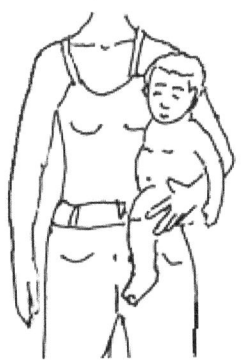

Otra forma de cargar al bebé es apoyarlo sobre la cadera de la madre, el niño se sitúa a horcajadas como en una silla de montar y la madre solo sostiene al niño. En este caso es poco el esfuerzo para cargarlo porque el niño se apoya en toda la extremidad

He oído que no es recomendable envolver a los bebés como un tabaco ¿es eso cierto? ¿Por qué es malo?

Pues sí, eso es cierto, **mantener al bebé envuelto como tabaco (ver la figura forma incorrecta) puede ser perjudicial para él,** ya que al mantener las piernas del bebé estiradas disminuye el contacto y la presión que ejerce la cabeza femoral sobre al acetábulo, recordemos que es la presión de la cabeza del fémur lo que moldea el acetábulo, por lo que, en caso de presentar el bebé una displasia de la cadera, ésta empeorará.

Existen métodos distintos para envolver al bebé sin afectar el movimiento de la cadera asegurándose que las piernas queden con espacio para moverse y las caderas no queden rectas (ver figura forma correcta).

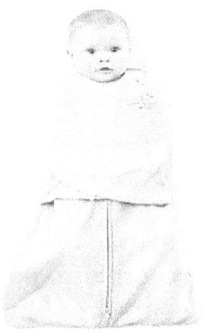

Forma incorrecta. Observe lo ajustado de las mantas que impiden que el niño mueva las caderas y las piernas

Forma correcta. En esta forma el niño puede mover sus piernas y flexionar las caderas

¿Qué es importante recordar?

Que la displasia de cadera es una afección más frecuente en las niñas y es posible que pueda pasar inadvertida para el pediatra por ser una enfermedad progresiva que se va manifestando en la medida que la niña crece.

Que el **diagnóstico precoz es fundamental** para comenzar con el tratamiento antes de que la bebé comience a gatear y a ponerse de pie. Porque mientras más se tarde en tratarla puede dar lugar a secuelas más graves como una cojera irreversible, deformidades en los huesos, asimetría de las piernas o artrosis precoz de cadera en la edad adulta.

Que en algunos casos, sólo hasta que la niña empieza a caminar es cuando se detectan síntomas de la displasia de cadera por lo que un retraso en el inicio de la marcha, la presencia de cojera al andar o una forma de caminar inestable (más inestable de lo normal en un bebé que empieza a andar) puede indicar que tiene una sublluxación o luxación de la cadera.

Que se debe evitar acostar o cargar al niños con las caderas y las rodillas extendidas porque esa posición favorece el desarrollo de la displasia de cadera en los niños que la padecen.

Que es importante saber que una displasia que no se trató de manera correcta, es la causa más frecuente de osteoartrosis de la cadera en los adultos jóvenes. Por lo que es necesario el control mensual del bebé para diagnosticarla a tiempo.

7

DOLOR EN LAS RODILLAS

¿Es normal que a mi hijo le duelan las rodillas?

Es bastante frecuente la consulta por dolor en las rodillas tanto en el niño en edad escolar como en el adolescente, pero que sea frecuente no quiere decir que sea normal por lo que **siempre** hay que investigar alguna causa. Entre las causas **agudas** de dolor de la rodilla están en primera línea las traumáticas y es bastante fácil identificarlas. Pero entre las causas **crónicas**, es decir, las que tienen varias semanas de iniciarse y aquellas en las que no hay un desencadenante preciso que se pueda evidenciar se pueden nombrar por su frecuencia:

- Lesiones por sobreuso, sobrecarga o microtrauma.
- Enfermedad de Osgood-Schlatter.
- Enfermedad de Sinding-Larsen-Johansson.
- Patela o rótula multipartita.
- Osteocondritis disecante.
- Menisco discoide.
- Malalineamiento patelofemoral.
- Síndrome de plica.

- Dolor idiopático en cara anterior de la rodilla o Condromalacia patelofemoral.

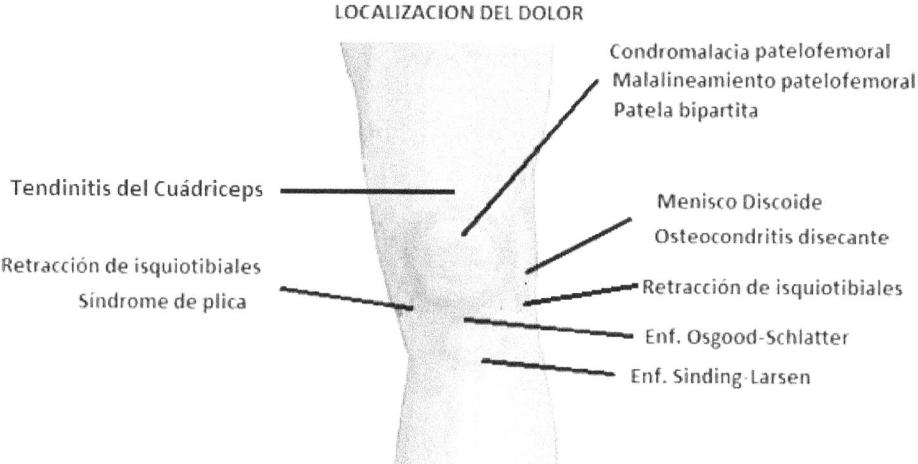

LOCALIZACION DEL DOLOR

Condromalacia patelofemoral
Malalineamiento patelofemoral
Patela bipartita

Tendinitis del Cuádriceps

Menisco Discoide
Osteocondritis disecante

Retracción de isquiotibiales
Síndrome de plica

Retracción de isquiotibiales

Enf. Osgood-Schlatter

Enf. Sinding-Larsen

7.1.- DOLOR EN RODILLA POR SOBREUSO, SOBRECARGA O MICROTRAUMA

¿Qué quiere decir con "sobreuso"?

A estas lesiones también se llaman lesiones por **sobrecarga o microtrauma.** Es el dolor desencadenado por el estrés físico al que es sometida la articulación de la rodilla (o cualquier articulación), los músculos, tendones y ligamentos durante una actividad física o deportiva **intensiva**.

Lo normal es que el tejido osteomuscular sano se adapte **progresivamente** a las exigencias de la disciplina que practica el niño o el adolescente, pero si esa actividad física no es seguida por un período de **reposo adecuado** para que se recupere y se reparen las *microlesiones* que se suceden normalmente, traerá como consecuencia un desbalance del proceso microlesión-reparación, por lo que la reparación se ve afectada y se originan las lesiones por sobreuso, que son una causa importante y bastante frecuente de dolor en las rodillas y en el hombro, codo o tobillo del deportista.

Es importante resaltar que las lesiones por sobreuso se ha ido incrementando debido a que los niños son expuestos a prácticas deportivas cada vez más intensivas.

Pero mi hijo no es deportista y a él le duelen las rodillas, ¿no creo que sea por sobreuso?

En los niños que no son deportistas la principal causa de dolor es la **retracción de los músculos isquiotibiales**, que son los músculos de la parte posterior del muslo, siendo más frecuente entre los 10 y los 15 años de edad y se debe al efecto contrario que es el **sedentarismo** o el mantenerse sentado durante muchas horas y realizar poca actividad física.

La retracción de los músculos isquiotibiales se conoce como el *síndrome de acortamiento de los isquiotibiales* en el que se produce una menor flexibilidad de esta musculatura lo que puede ocasionar dolor en la cara anterior de la rodilla.

El tratamiento consiste en **evitar el sedentarismo y mantener la actividad física** en el niño. Se recomienda al menos una hora diaria en la que se incluya ejercicios de **estiramiento o elongación** de los músculos lumbares e isquiotibiales. Siendo necesario en algunos casos la realización de fisioterapia para mejorar los síntomas.

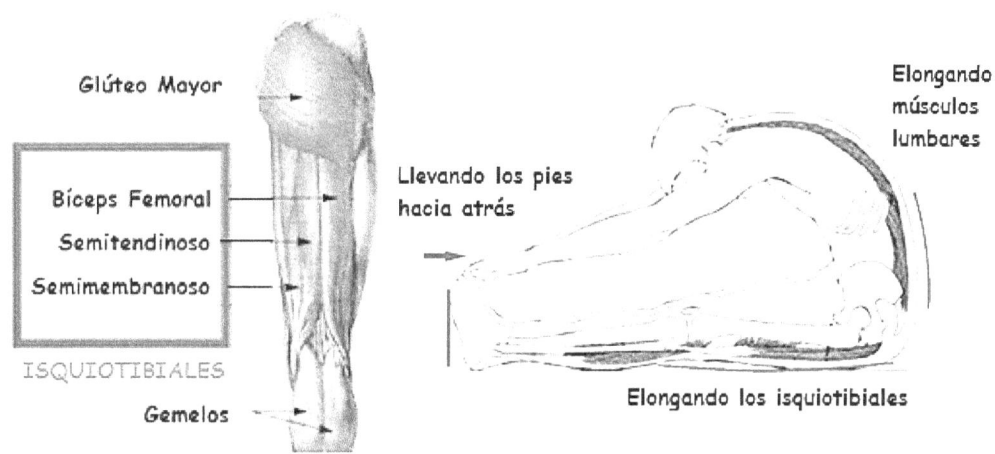

Glúteo Mayor

Bíceps Femoral
Semitendinoso
Semimembranoso

ISQUIOTIBIALES

Gemelos

Llevando los pies hacia atrás

Elongando músculos lumbares

Elongando los isquiotibiales

7.2.- APOFISITIS POR TRACCIÓN DE LA TUBEROSIDAD ANTERIOR DE LA TIBIA O ENFERMEDAD DE OSGOOD-SCHLATTER

Mi hijo se queja de dolor en la parte anterior de la rodilla, sobre todo cuando practica alguna actividad deportiva como el futbol o el basquetbol. ¿Qué puede ser? ¿Debo preocuparme?

Es muy probable que se trate de una *apofisitis por tracción* de la tuberosidad anterior de la tibia conocida como la **enfermedad de Osgood-Schlatter** que es la **lesión por tracción o microtrauma** más frecuente y se presenta en deportistas preadolescentes y adolescentes.

El adolescente refiere dolor durante y después de la actividad física sobre la tuberosidad anterior de la tibia, que es el sitio donde se inserta el tendón rotuliano. El tendón rotuliano es el tendón de un músculo poderoso como lo es el músculo cuádriceps y abarca toda la parte anterior del muslo.

Es más frecuente en varones, pero en la medida que las chicas están participando más de las actividades deportivas también se ha incrementado en ellas. En los varones se presenta entre los 13 y los 15 años y en las hembras entre los 11 y los 13 años aunque puede presentarse en edades inferiores dependiendo de la intensidad de la actividad física que realicen.

Se presenta en las dos rodillas en un 20 a 30% de los casos. **No hay de qué preocuparse** puesto que al terminar el crecimiento del adolescente el dolor desaparecerá.

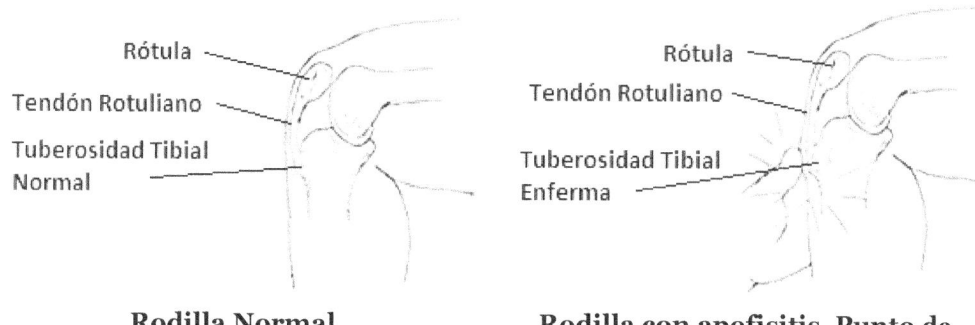

Rodilla Normal

Rodilla con apofisitis. Punto de máximo dolor.

¿Qué es una lesión por tracción?

Es un tipo de lesión por sobreuso. Se llama así a la **sobrecarga** que sufre **el sitio donde se inserta** el tendón al hueso, llamada unión óseo-tendinosa o **entesis**. En el caso de la enfermedad de Osgood-Schlatter, se trata de la inserción del tendón rotuliano a la tuberosidad anterior de la tibia, pero puede darse en cualquier otro sitio de inserción tendón-hueso (como el tendón de Aquiles, la inserción proximal del tendón del músculo recto anterior del cuádriceps, etc.).

¿Por qué se produce en preadolescentes y adolescentes?

Esta lesión es el resultado de una tracción repetitiva sobre la **unión inmadura** del tendón rotuliano con la tibia, porque la *fisis* o *núcleo* o *placa de crecimiento* de la tuberosidad anterior de la tibia, se adelgaza en la pre-adolescencia quedando expuesta a microfracturas cuando es sometida a tracción. Si el dolor se presenta o aparece después que se cierra el núcleo de crecimiento se trata de una **tendinitis o entesitis.**

¿Cuáles son los síntomas de esta enfermedad?

Hay dolor, calor y un aumento de tamaño o prominencia en la tuberosidad anterior de la tibia que se puede extender hasta el tendón rotuliano. Por lo general no afecta el rango de movimiento de la rodilla. Existe además, un acortamiento o retracción del músculo recto anterior del músculo cuádriceps.

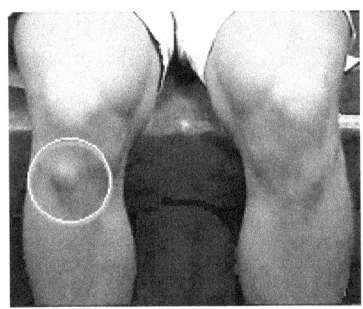

Prominencia de la tuberosidad de la tibia en lado derecho

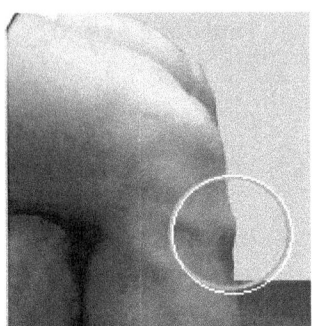

Visita lateral de la imagen Anterior

¿Se puede detectar con radiografías?

Si, en la proyección lateral de la rodilla, se puede ver la tuberosidad anterior de la tibia con grados variables de fragmentación ósea, pudiendo encontrarse un pequeño fragmento de hueso separado de la tuberosidad.

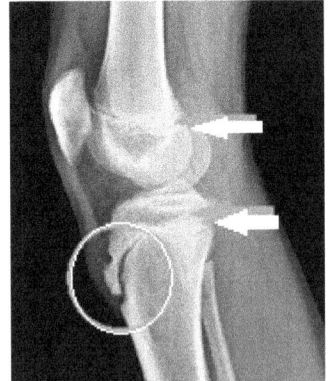

**Tuberosidad tibial engrosada
Se observan las epífisis de crecimiento (flechas)**

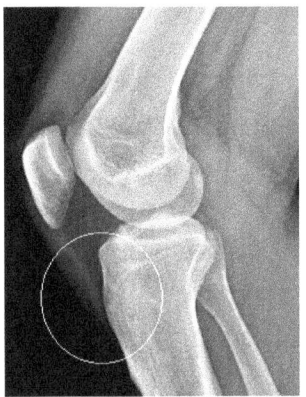

**Tuberosidad tibial normal
Rodilla adulta (epífisis cerradas)**

¿Cuánto tiempo va a persistir el dolor? ¿Va a mejorar en algún momento?

El dolor va a persistir **mientras no se cierre o esté abierto** el núcleo de crecimiento, por lo que se estima que el dolor va a mantenerse durante al menos 2 años desde el momento de su aparición. Lo que sí se debe recordar es que la prominencia ósea a nivel de la tuberosidad anterior de la tibia **va a persistir durante toda la vida** como consecuencia de la cicatrización y osificación del tejido inflamado.

¿Mientras tanto qué se puede hacer?

El tratamiento es sintomático, suspendiendo la actividad deportiva temporalmente, también se utilizan medios físicos como el hielo local y se prescriben antiinflamatorios no esteroideos. Se puede usar una ortesis o un inmovilizador de rodilla durante una semana y, en caso de que el dolor sea muy intenso, puede ser necesaria una inmovilización más rígida con un tubo de yeso.

La fisioterapia es necesaria para estirar los músculos recto anterior del cuádriceps y los isquiotibiales, así como el fortalecimiento de todo el cuádriceps. **No es recomendable la infiltración** de ningún tipo ni el uso de las **ondas de choque**.

¿Puede seguir practicando su disciplina deportiva?

Eso depende de la intensidad de los síntomas. Por lo que el reintegro a la actividad deportiva debe ser progresivo. Se deben mantener los ejercicios de estiramiento diariamente y, en caso de presentarse nuevamente el dolor con iguales características a pesar de cumplir con estas indicaciones, se recomienda la suspensión de la actividad deportiva que ocasiona el dolor hasta que haya cerrado el núcleo de crecimiento.

¿Es necesario operar?

Es muy raro que los síntomas persistan a pesar del tratamiento conservador, pero en caso de no mejorar, se hace la resección del fragmento de hueso desprendido y de la bursa adyacente sin esperar a que el adolescente alcance la madurez esquelética.

7.3.- APOFISITIS U OSTEOCONDRITIS POR TRACCIÓN DEL EXTREMO INFERIOR DE LA RÓTULA O ENFERMEDAD DE SINDING-LARSEN-JOHANSSON.

Mi hijo se queja de dolor justo en la parte inferior de la rótula durante la actividad deportiva ¿A qué se debe esto?

Muy probablemente se debe a la tracción persistente en el sitio de unión cartilaginosa entre el borde inferior de la **rótula y el tendón rotuliano**, lo que ocasiona dolor a ese nivel durante y después de la práctica deportiva. El dolor está directamente relacionado con la actividad física y se presenta en **preadolescentes**. Si se trata de un adolescente se considera como una **tendinitis** del tendón rotuliano, pues ya tiene el núcleo de crecimiento cerrado

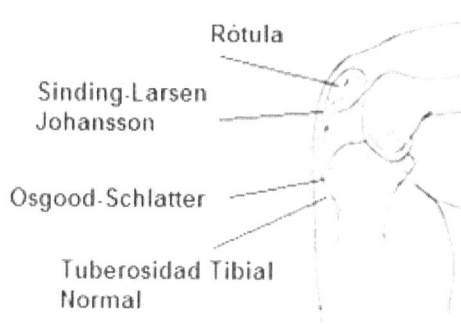

A diferencia de la enfermedad de Osgood-Schlatter que es en la unión tendón rotuliano-tibia, la Enfermedad de Sinding-Larsen-Johansson, en la unión rotula-tendón rotuliano.

¿Son útiles las radiografías?

Sí, en las radiografías se pueden encontrar grados variables de osificación en el borde inferior de la rótula. Aunque también se debe descartar que el dolor se deba a una *patela bipartita* o, en caso de que el dolor sea agudo que haya sucedido una *fractura por estrés* del polo inferior de la rótula.

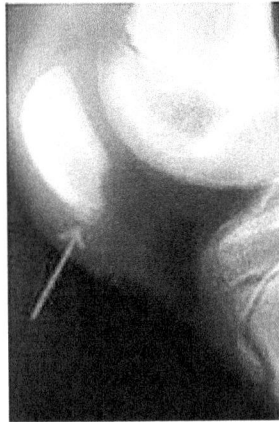

Cambios por tracción en el polo inferior de la rótula

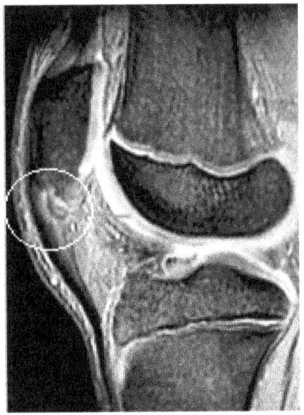

Resonancia magnética. Se observa: entesopatía rotuliana (flecha) y engrosamiento del tendón rotuliano (puntas de flecha

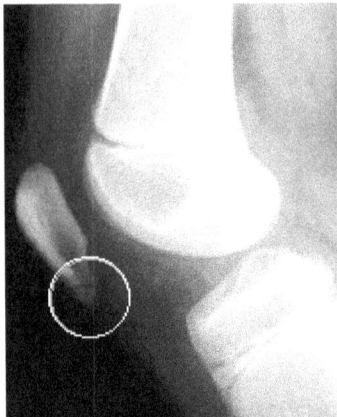

Fractura aguda del polo inferior de la rotula

¿Cuál es el tratamiento en este caso?

Es sintomático y consiste en reposo de la actividad deportiva. En caso que sea muy limitante el dolor: el uso de una férula u ortesis que inmovilice la rodilla durante una semana, medios físicos como el hielo, analgésicos antiinflamatorios y fisioterapia enfocada en el estiramiento o elongación del músculo cuádriceps.

¿Cuánto tiempo va a permanecer mi hijo con el dolor?

El dolor usualmente desaparece con el crecimiento y la madurez esquelética, dura menos que en la enfermedad de Osgood-Schlatter y no deja secuelas.

7.4.- PATELA O RÓTULA MULTIPARTITA.

A mi hijo le duele la rodilla desde hace algún tiempo y, aunque no se ha golpeado, le hicieron una radiografía y el doctor me dijo tenía una patela bipartita, ¿De qué está hablando?

Generalmente conocemos la patela o rótula como un solo hueso, pero realmente se forma de 2 o 3 *centros de osificación*, los que deben fusionarse para formar un solo hueso. En caso de no ocurrir esa fusión queda como 2 o 3 huesos aislados unidos por un tejido fibroso de menor resistencia que el hueso, por eso se llama bipartita (dos partes) o tripartita (tres partes). Puede tratarse simplemente de un hallazgo casual y que sea asintomática, es decir, que no sea la causa del dolor.

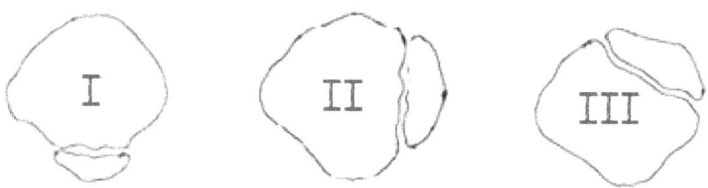

Tipos de patela bipartita.
En orden de frecuencia Tipo I: 5%; Tipo II: 20% Tipo III: 75%

¿Qué síntomas da la patela o rótula multipartita?

Generalmente es **asintomática,** como ya se mencionó y se detecta como un hallazgo casual cuando se realiza un estudio radiográfico de la rodilla por otra causa. Por lo que en caso de dolor agudo **se debe descartar una fractura** de rótula por fatiga o sobreuso o, por traumatismo.

Puede ser sintomática o dolorosa después de un **estrés físico agudo**, como en los casos en los que se practica una actividad física enérgica y prolongada como el jugar varios partidos de futbol o basquetbol o, **crónico** como el subir y bajar escaleras diariamente, lo característico es que el dolor se limita a la zona de unión fibrosa. El médico encuentra al examinar la rodilla dolor en la rótula específicamente en la unión fibrosa del fragmento y ocasionalmente, un aumento de la longitud total de la rótula.

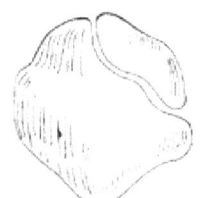

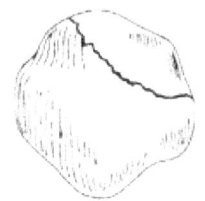

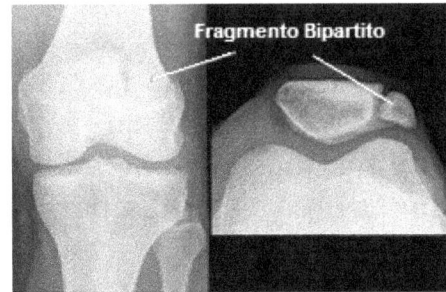

Patela bipartita   **Fractura de rótula**

¿Cuál es el tratamiento?

Lo principal es controlar el dolor con analgésicos-antiinflamatorios no esteroideos tipo ibuprofeno, e inmovilización rígida de la rodilla por lo menos por 3 semanas. Si no mejora se debe estudiar con resonancia o tomografía para buscar alguna incongruencia articular que explique los síntomas. Y de ser necesario se extirpará el fragmento más pequeño de la unión fibrosa.

7.5.- OSTEOCONDRITIS DISECANTE

Mi hijo tiene tiempo con dolor en la rodilla, y aunque no se ha dado ningún golpe que yo sepa, el médico me dijo que tiene una Osteocondritis disecante en la rodilla, ¿Qué es eso?

La osteocondritis disecante, es una lesión adquirida y **potencialmente reversible** del _hueso subcondral_, que es el hueso que está justo por debajo del cartílago articular. Aunque lo más frecuente es que se presente en una sola rodilla, se puede presentar en ambas con una frecuencia de un 20%.

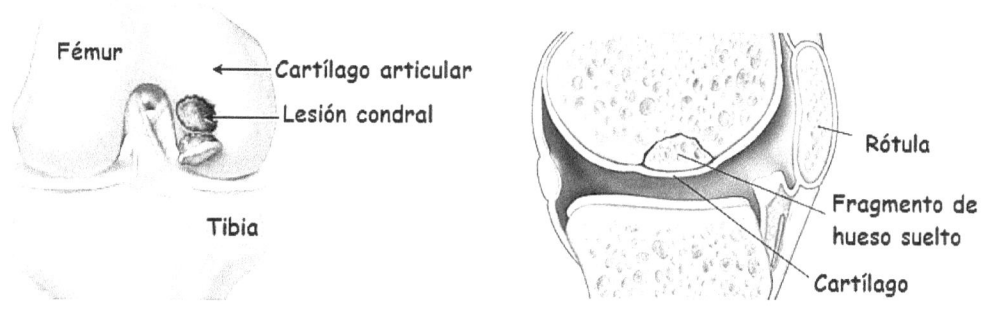

Obsérvese la pérdida de un fragmento de cartílago y hueso

¿Por qué pasa esto?

Aún se desconoce su causa, pero al parecer la teoría más aceptada es el **trauma repetitivo** que, si es muy frecuente o excede la capacidad de reparación del hueso, puede producir _fractura por estrés_ del hueso subcondral con separación y no-unión del fragmento subcondral.

¿Cómo se presenta?

Es más frecuente en varones entre los 5 y los 15 años. Se manifiesta inicialmente como un dolor en la región anterior de la rodilla que aparece con la actividad física, que puede intensificarse al subir o bajar escaleras. Hay cojera por el dolor. El médico encontrará al evaluar, dolor al tocar el cóndilo interno del fémur, puede haber _derrame articular_, crepitación o crujido y dolor con el movimiento activo y pasivo. Puede haber **hipotrofia** o disminución del tamaño del músculo cuádriceps.

¿-Que estudio se pueden hacer?

En la radiografía se puede ver la lesión pero no es concluyente para el diagnóstico, por lo que está indicada la Resonancia Magnética pues con ella se puede definir la etapa de la enfermedad y el tipo de tratamiento que se seguirá.

En la resonancia magnética se puede observar el tamaño de la lesión, el edema óseo subcondral y si el fragmento es inestable, lo que quiere decir que el fragmento se puede desprender. También se pueden descartar la presencia de _cuerpos libres_, que son fragmentos de cartílago que se han desprendido y quedan flotando dentro de la articulación.

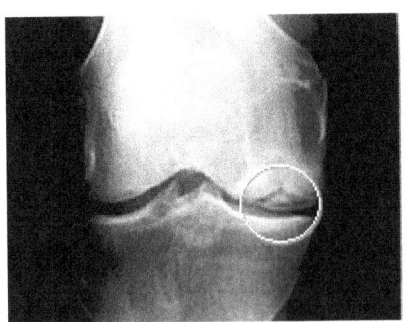

Radiografía donde se observa el fragmento óseo del cóndilo lateral del fémur

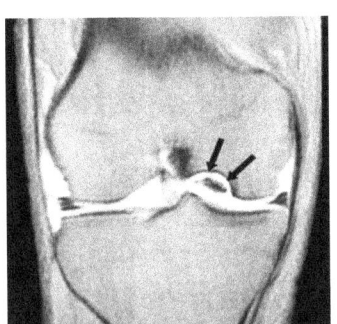

Resonancia Magnética de la lesión

¿Cuál es el tratamiento?

Puede ser quirúrgico y no quirúrgico.

¿Cuál es el tratamiento no quirúrgico?

Se recomienda en niños y adolescentes con lesiones estables en los cuales el núcleo de crecimiento no ha cerrado puesto que se ha comprobado que en esta edad las lesiones evolucionan hacia la curación y la reintegración del fragmento. Existe un protocolo de **tratamiento de 3 fases**: en la **primera** inmovilización de la rodilla por 6 semanas y apoyo parcial de la extremidad. En la **segunda** fase de 6 semanas más, se retira la inmovilización y se sigue con apoyo total más fisioterapia. Si no aparece dolor durante esas 6 semanas, se procede con la **tercera** fase que consiste en iniciar el trote y salto supervisados. Se deben restringir las actividades físicas de alto impacto durante varios meses hasta tener evidencia imagenológica de curación: radiografía o resonancia.

¿Cuál es el tratamiento quirúrgico?

Se plantea sólo cuando la lesión es inestable, cuando no responde al tratamiento anterior o en adolescentes cercanos al cierre del núcleo de crecimiento. La descripción de las técnicas no es tema para este libro.

7.6.- MENISCO DISCOIDE

¿Qué es el menisco discoide?

Para entender que es un menisco discoide debemos saber que es un menisco normal. Un menisco normal tiene forma de "C", se apoya o inserta en la meseta tibial y se sitúa entre ésta y el cóndilo femoral. Su función es aumentar la congruencia articular entre el fémur que es de forma redonda y la tibia que es de forma plana, distribuyendo las cargas entre ambos huesos y sirviendo de amortiguador a los impactos que se suceden con la marcha, el salto o el trote.

El menisco discoide en vez de tener forma de "C" tiene forma circular como una moneda, por lo que carece de la abertura central que permite aumentar la profundidad y mejorar el acoplamiento entre la tibia y el cóndilo femoral, produciendo mala distribución de las cargas y en ocasiones chasquido articular y dolor. Es más frecuente en lado externo o meseta externa de la rodilla.

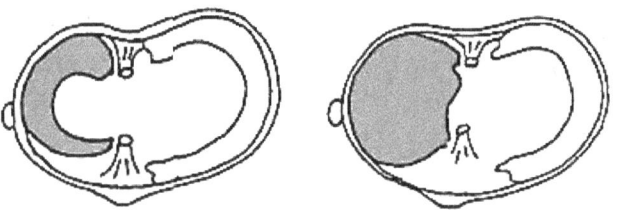

Menisco Normal   Menisco Discoide

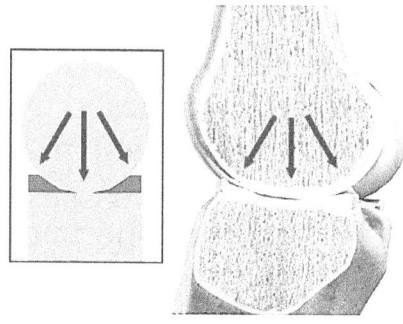

Menisco Normal: Aquí podemos ver la función de los meniscos. Los cóndilos femorales son redondos y la meseta tibial plana, el menisco incrementa el sitio de contacto entre ellos y distribuye las cargas en forma uniforme como se señala en las flechas.

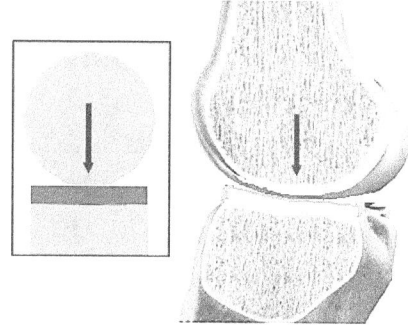

Menisco Discoide: se puede ver que disminuye la superficie de contacto lo que aumenta la carga sobre un solo punto con mayor riesgo a romperse. Además hay un aumento del espacio articular entre el fémur y la tibia

¿Cómo lo diagnostican?

Los síntomas se manifiestan en edades tempranas aunque algunas veces puede llegar hasta la adolescencia sin dolor o llegar a la edad adulta sin ser detectada siendo un *hallazgo incidental o casual* hasta en un 17% de las artroscopias de rodilla.

En caso de producirse síntomas, el cuadro típico se presenta en un niño de alrededor de los 8 años de edad con resalto o chasquido en el lado externo de la rodilla al extender la pierna y la presencia de una masa prominente, el menisco, en la cara anterior y externa de la rodilla que desaparece al extender totalmente la pierna.

En caso de romperse, lo que se presenta más frecuente en adolescentes, habrá dolor, derrame articular y bloqueo de la flexo-extensión de la rodilla, pudiendo suceder sin traumatismo previo.

¿Qué estudios deben hacerse?

Una radiografía simple en proyección anteroposterior (AP) de ambas rodillas con el adolescente de pie o parado, para compararla con el lado sano en la que se observa un aumento del espacio articular en comparación con el contralateral. Para el compartimiento lateral de la rodilla, el promedio normal de espacio articular es de 8,6 mm en la proyección AP y para el compartimiento medial el promedio en la proyección AP es de 8,2 mm.

Sin embargo, el estudio más útil es la Resonancia Magnética, por ser un estudio no invasivo en el que además de confirmar la existencia del menisco discoide. Se pueden observar las características de las superficies articulares, ligamentos y estructuras óseas, así como los tejidos blandos de la rodilla y descartar la presencia de otras lesiones como causantes de dolor, aparte del menisco.

¿Cuál es el tratamiento?

Depende de la edad del adolescente, de la duración y de la magnitud de los síntomas y si el menisco está o no roto. Cuando es asintomático y su diagnóstico fue un hallazgo casual, no requieren tratamiento. Si la ruptura es pequeña, se puede dejar que cicatrice. Si es sintomático o la ruptura es mayor se debe practicar la remodelación artroscópica del menisco. No se recomienda extraer la totalidad del menisco porque el riesgo de que ocurra artrosis en la edad adulta es de un 70%.

7.8.- PLICA SINOVIAL SINTOMÁTICA

He oído hablar de las plicas en la rodilla, ¿Qué son?

Son pliegues o septos de la membrana sinovial de la rodilla, que es la encargada de producir el líquido articular, que sólo se hacen sintomáticas cuando se inflaman y ocasionan pseudobloqueos o un resalto en la articulación, al producirse un pinzamiento de la plica entre la rótula y el fémur.

En la rodilla hay 4 plicas distintas y se nombran de acuerdo a su ubicación con relación a la rótula, su frecuencia aproximada se marca en paréntesis:

La plica Superior o **Suprapatelar** (55%),

La Inferior, **Infrapatelar** o Ligamento Mucoso (65%)

La Medial, **Ventromedial o Mediopatelar** (25%) y

La Lateral o **Lateropatelar** (<1%).

De ellas, las que producen más sintomatología son las de ubicación medial con respecto a la rótula, es decir, la mediopatelar.

¿Pero si son tan comunes por qué no todas duelen?

La mayoría de las veces se hacen sintomáticas cuando se produce un trauma directo en la rodilla que provoque edema y sangrado que ocasiona una **cicatriz fibrosa** y **rígida**.

También puede ser ocasionada por _microtrauma repetitivo_ por sobreuso de la articulación que lleva a episodios alternos de edema y cicatrización de la plica sinovial o, puede ser debido a una inestabilidad patelofemoral (entre la rótula y el fémur). Todos estos eventos provocan una pérdida de elasticidad de la plica por fibrosis o calcificación.

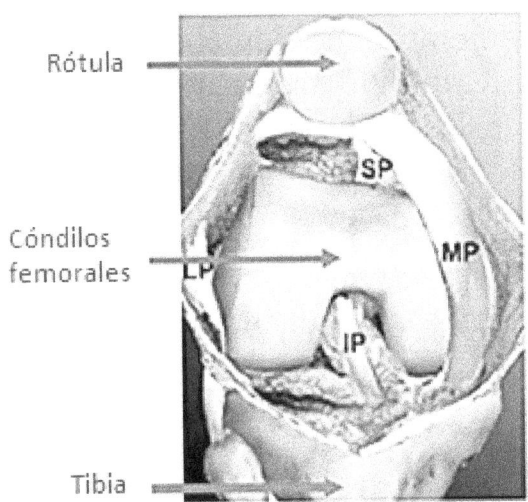

Rótula

Cóndilos femorales

Tibia

Esquema de localizacion de las Plicas:
(la rótula se ha desplazado hacia arriba)

SP: suprapatelar
MP: medio patelar la mas sintomatica
IP: infrapatelar o tambien llamado
         ligamento mucoso.
LP: Lateropatelar

¿Qué encuentra el médico al examen físico?

Cuando la plica es sintomática, se intensifica el dolor con la maniobra de traslación externa de la rótula porque se aumenta la tensión sobre la banda fibrosa inflamada. El **diagnóstico se realiza por exclusión**, es decir, deben descartarse otras causas de dolor en la cara anterior de la rodilla y para ello es necesaria la realización de una Resonancia Magnética.

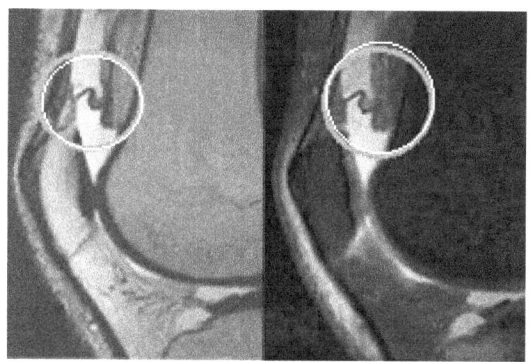

Resonancia de Rodilla (corte sagital)
Plica suprapapelar

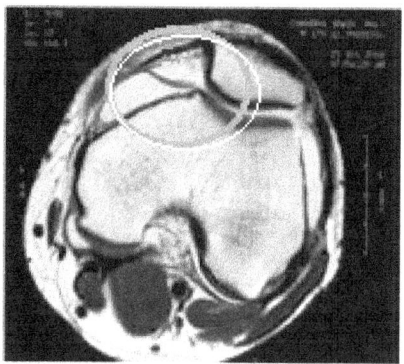

Resonancia de rodilla (corte axial)
Plica mediopatelar

¿Cuál es el tratamiento?

Inicialmente es sintomático, es decir, tratar los síntomas, para ello se aplican medios físicos (frío y calor), fortalecimiento isométrico del músculo cuádriceps y AINEs. Si todo esto falla y el dolor persiste, se reseca la plica mediante cirugía artroscópica.

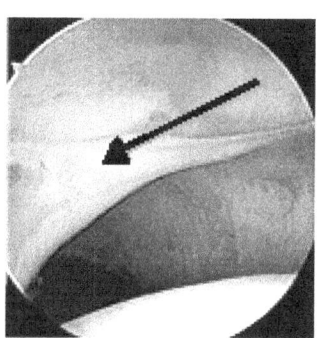

Plica mediopatelar
vista por Artroscopia

7.9.- SÍNDROME DE HIPERPRESIÓN LATERAL DE LA RÓTULA O CONDROMALACIA PATELAR O MALALINEAMIENTO PATELOFEMORAL

¿En qué consiste esta patología?

La condromalacia patelar, también conocida como **Dolor Idiopático en la cara anterior de la rodilla,** es frecuente en adolescentes activos, deportistas y en el sexo femenino, en este último caso debido a las características anatómicas de la pelvis que al ser más ancha que en el varón origina un aumento en el _ángulo Q_ o _ángulo femorotibial_, que es el ángulo que se forma al trazar una línea recta entre el eje del muslo y la rótula y entre la rótula y la tuberosidad anterior de la tibia llamado.

Esta patología se produce porque, al realizar movimientos repetitivos de extensión de la rodilla, la rótula en cada movimiento tiene a lateralizarse o "salirse" lo que provoca un aumento de la presión sobre la carilla lateral de la articulación patelofemoral produciéndose una alteración en la congruencia articular o "engranaje" entre la rótula y la _tróclea_ o _surco intercondíleo_ del fémur y generando un desgaste del cartílago articular sometido al exceso de presión. Esta alteración de la congruencia articular también se conoce como **malalineamiento patelofemoral**.

Podemos explicarlo mejor con un ejemplo gráfico en el que compararemos la tróclea femoral con una polea y la rótula con una cuerda, si éstos no encajan correctamente se producirá un roce y, en consecuencia, un desgaste excesivo de la cuerda y la polea, similar a lo que sucede en el cartílago subyacente de la rótula y el fémur, durante esfuerzos normales, como lo serían la actividad diaria y/o deportiva del niño o adolescente, lo que conducirá a una degeneración progresiva y dolorosa del cartílago articular.

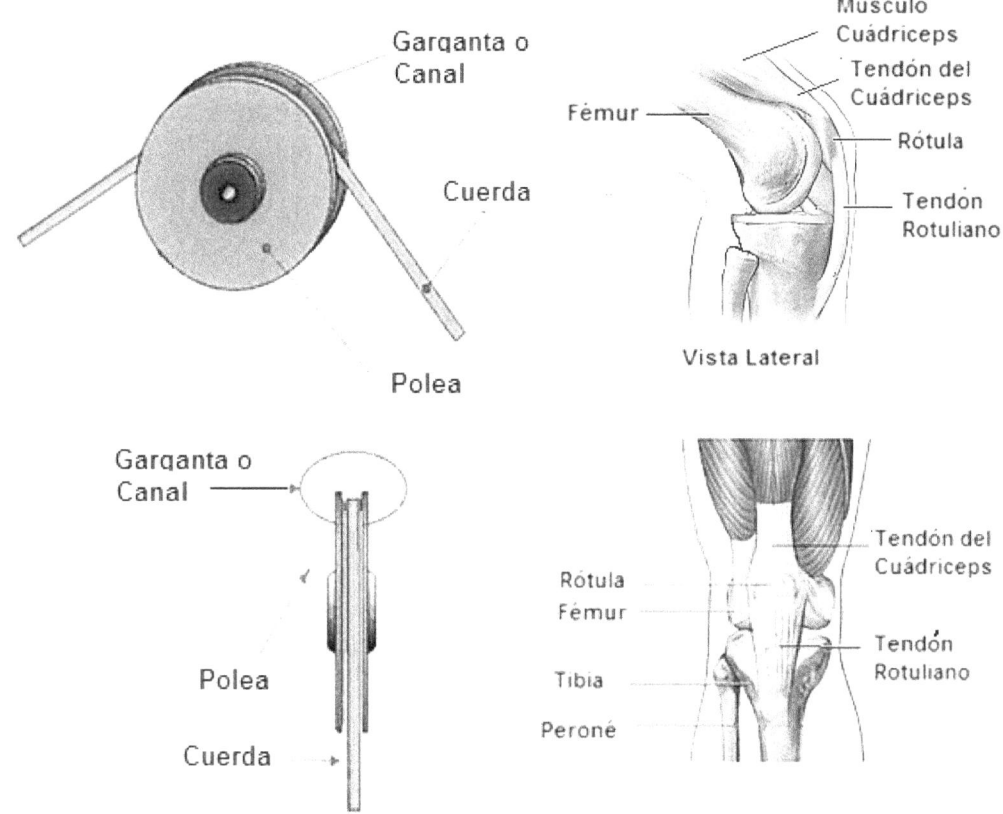

Comparación del aparato extensor de la rodilla con una polea. Mediante este mecanismo se incrementa la potencia del músculo cuádriceps mejorando la eficiencia de la extensión de la rodilla. Una mala alineación de esta "polea" produce un incremento asimétrico en las fuerzas sobre la rótula lo que conlleva a la condromalacia y dolor.

¿Que la ocasiona?

La retracción del _retináculo lateral_, la _hipotrofia_ y falta de fuerza del músculo vasto interno oblicuo del músculo cuádriceps, la retracción de los músculos isquiotibiales y/o la alteración del _ángulo femorotibial_ o _ángulo Q_, mayor a 20° que producen el malalineamiento patelofemoral. También puede deberse a un *síndrome mal torsional* o de *mal rotación* de los miembros inferiores.

Es frecuente que se presente en los deportes de alto impacto tales como trotar, futbol, basquetbol o tenis en superficie sintética. Además el subir cerros o terrenos inclinados o escaleras desencadenan el dolor.

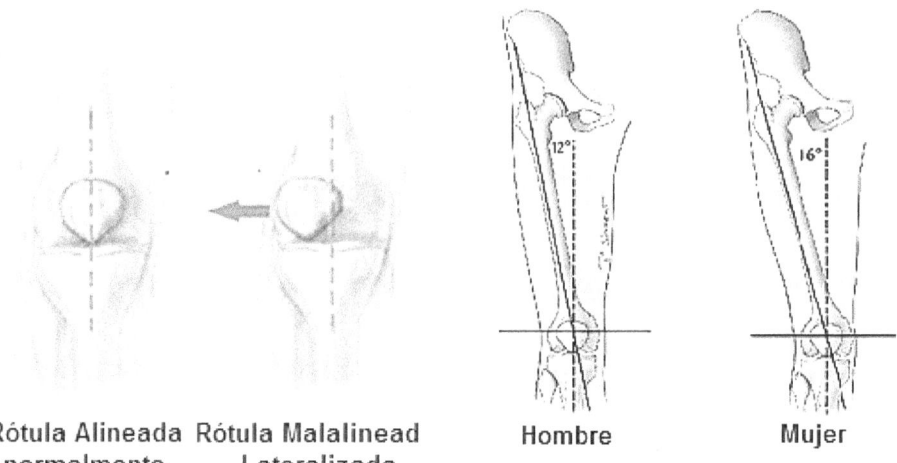

Rótula Alineada normalmente   Rótula Malalinead Lateralizada   Hombre   Mujer

Malalineamiento Patelofemoral   **Angulo Q Normal Comparación hombre/mujer**

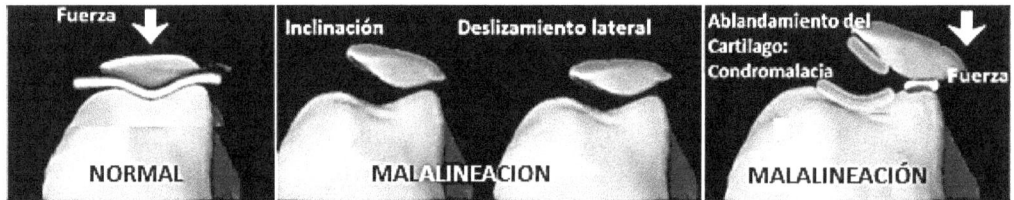

Comparación de fuerzas entre una articulación patelofemoral normal y una con malalineación

¿Cómo se diagnostica?

Mediante radiografías de la rodilla en proyecciones especiales: axial de rótula y mediante tomografía computarizada. En ellas se puede confirmar la malalineación patelofemoral, una malformación del surco intercondíleo y el grado de "desgaste" del cartílago.

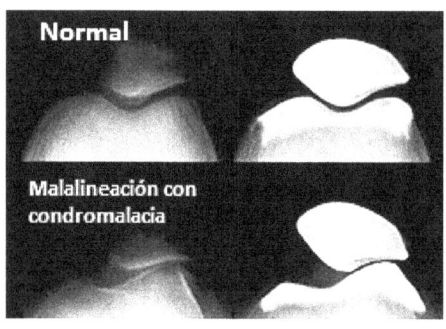

Radiografía axial de articulación
patelofemoral

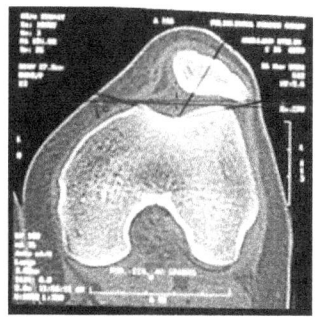

Tomografía de rodilla
corte axial. Inclinación de la
rótula

¿Qué es lo que siente el adolescente?

Dolor difuso en el área de la rótula con sensación de rigidez a la flexoextensión de la rodilla que se incrementa al subir o bajar escaleras, al levantarse de una silla o levantarse desde la posición de cuclillas o luego de una actividad deportiva. También puede haber crepitación, es decir, la sensación de arenilla o incluso de crujidos al flexionar y extender la rodilla. Sensación de inestabilidad o sentir de que la rótula se "sale" de su lugar pero sin ser esto cierto. El médico puede encontrar además, derrame articular, es decir, aumento de volumen de la rodilla por sobreproducción de _líquido sinovial_.

¿Cuál es el tratamiento?

El tratamiento es individualizado, es decir, se hace de acuerdo a los hallazgos en cada adolescente. En los casos leves, que es lo más frecuente, se utilizan analgésicos antiinflamatorios, además de fisioterapia enfocándose en el fortalecimiento del músculo cuádriceps, haciendo énfasis en el vasto interno y ejercicios de elongación con énfasis en el tracto iliotibial. En estos casos la respuesta es satisfactoria en un 80% a 95%.

En caso de persistir el dolor y previa indicación del médico, se recomienda la cirugía, que consiste en una liberación del retináculo lateral y el avance de los tejidos blandos.

¿Por qué es tan importante la fisioterapia?

Debido a que el músculo más importante es el **vasto interno** (una porción del músculo cuádriceps), el cual se inserta en el lado medial de la rótula en un ángulo de 50 a 55° y se encarga de llevar la rótula hacia la línea media del cuerpo. Es el **único músculo** que trabaja durante **todo** el *rango articular* de la rodilla, por lo que su insuficiencia o falta de fuerza debida a hipotrofia contribuye directamente al desplazamiento de la rótula hacia el lado externo o lateral y la fisioterapia trabaja en fortalecerlo. Además, también se busca relajar el músculo que lleva la rótula hacia afuera, que es el tracto iliotibial y el vasto lateral, por lo que son muy importantes los ejercicios de elongación.

De no hacer fisioterapia, se produce un círculo vicioso porque el dolor ocasiona disminución de la movilidad de la rodilla, la disminución de la movilidad de la rodilla produce hipotrofia del músculo cuádriceps siendo el vasto interno el músculo más afectado, y la hipotrofia del vasto interno produce lateralización de la rótula y, a su vez, dolor, reiniciando el circulo vicioso.

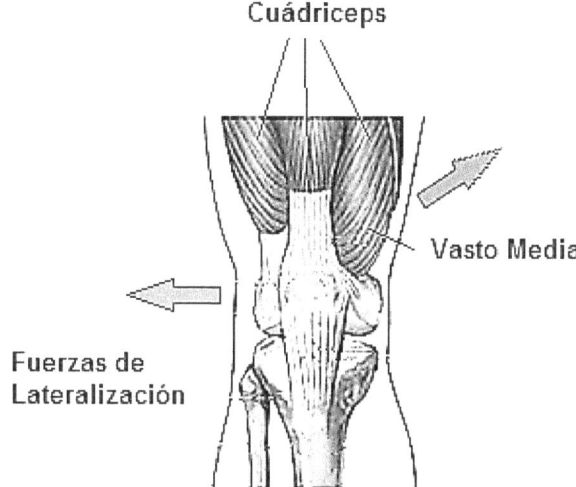

Cuádriceps

Vasto Medial

Fuerzas de
Lateralización

Las fuerzas de lateralización tienden a subluxar la rótula. El vasto medial una de las porciones del músculo cuádriceps es la única que ejerce fuerzas de medialización de la rótula y evita la subluxación.

¿Qué es importante recordar?

Que la rodilla es asiento frecuente de dolor durante la niñez y la adolescencia. Pero por lo general son afecciones benignas que mejoran con algunos cambios en la actividad del niño o con fisioterapia. Siempre es necesario acudir a valoración para resolver oportunamente cualquier problema y evitar que afecte la calidad de vida del niño o adolescente.

8

RODILLAS ARQUEADAS

Dr. Mi hijo tiene las piernas arqueadas. ¿Es eso normal?

Las piernas "arqueadas" o en forma de paréntesis "()", son una malalineación conocida como **genu varo** y constituyen una causa muy frecuente por la cual las madres llevan a sus hijos pequeños a consulta médica con el ortopedista, debido a que la deformidad es muy evidente y causa preocupación a los familiares y amigos cercanos quienes lo notan rápidamente.

En la mayoría de los casos es una etapa normal de todos los niños desde el nacimiento hasta los 2 años y se nota más cuando comienzan a caminar y, por lo general, se corrige sola con el crecimiento. Sin embargo, si esta deformidad persiste pasados los 2 años o es de una sola rodilla, debe descartarse un problema más grave como la **enfermedad de Blount** que es una desaceleración de la placa de crecimiento a nivel de la meseta tibial interna, y es más frecuente en niños con sobrepeso que están comenzando a caminar.

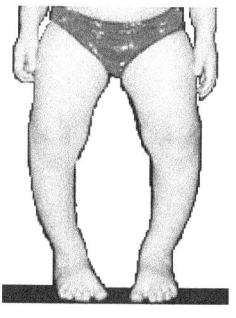

Varo normal

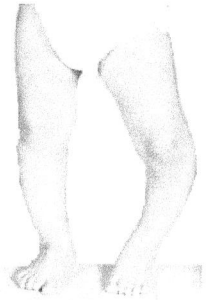

Enfermedad de Blount

Mi hijo tiene 3 años y veo que tiene las rodillas muy juntas y los pies separados, ¿es eso normal?

Esta _malalineación angular_ se conoce como **genu valgo o piernas en "X",** y la presentan la mayoría de los niños entre los 3 y los 6 años, cuando el cuerpo experimenta un cambio en el alineamiento natural de las piernas.

Casi nunca requiere tratamiento porque generalmente las piernas se enderezan por sí solas. Las piernas en "X" muy acentuadas que están más pronunciadas en un lado que en otro pueden requerir tratamiento individualizado, pero esto es criterio del ortopedista.

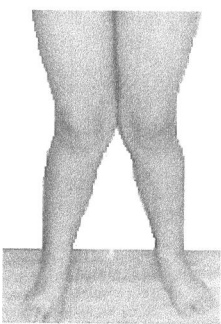

Valgo de rodilla normal Observes que ambas rodillas estan iguales

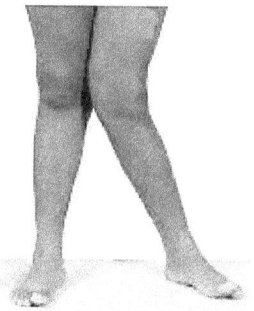

Valgo de rodilla izquierda anormal. Observe el valgo acentuado de la rodilla izquierda

¿Debo preocuparme porque mi hijo tenga las piernas torcidas?

Generalmente no es de preocuparse, pues estas desviaciones angulares en su mayoría son fisiológicas o **normales.** Para entenderlo mejor es importante ver cuáles son las características musculoesqueléticas que presentan los recién nacidos y que son adoptadas durante la vida intrauterina:

- Tibias varas, es decir, en forma de paréntesis y rotadas internamente o con los pies apuntando hacia adentro
- Torsión femoral interna, rota internamente las caderas y los pies apuntan hacia adentro.
- Retracción de los músculos rotadores externos de las caderas
- Pies planos flexibles
- Aducto del antepié, la punta del pie apunta hacia adentro

Estas características se van modificando a medida que el aparato locomotor es sometido a estímulos provistos por la acción muscular y por las cargas axiales (cargas en el sentido de la fuerza de gravedad) adoptando la forma definitiva que el niño tendrá durante la vida adulta alrededor de los 7 años de edad.

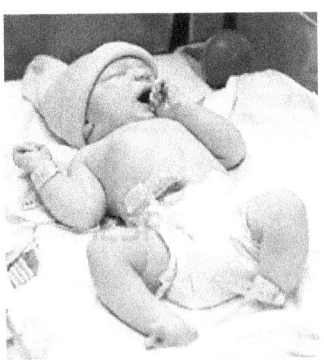

Recién nacido con típica posición de caderas y rodillas en flexión. Observe el varo de la tibia que es la forma en paréntesis y los pies apuntando hacia adentro por la torsión tibial interna y el aducto del antepié.

Entonces... ¿Cómo puedo saber si estas desviaciones son normales?

En la ortopedia, es difícil marcar un límite que separe lo normal de lo anormal y es el médico quien en estos casos tiene que tomar la decisión después de un examen físico del niño. En la mayoría de las veces se requiere de varios controles sucesivos para eso.

Se acepta como normal que el recién nacido y el lactante mayor (hasta los 24 meses), presenten un discreto *genu varo*, generalmente asociado a _torsión tibial interna_. Situación que empieza a revertirse desde que el niño comienza a caminar por lo general entre los 18 y los 24 meses, cuando el ángulo que se forma entre el muslo y la pierna, también llamado ángulo "Q", es de 0°.

Después de los 24 meses la alineación de las rodillas se invierte apareciendo un *genu valgo* progresivo con una angulación máxima entre los 3 y los 4 años de edad. A partir de esta edad el valgo va disminuyendo lentamente hasta los 6-7 años aproximadamente cuando la alineación de las rodillas queda en un ligero valgo como en la mayoría de los adultos.

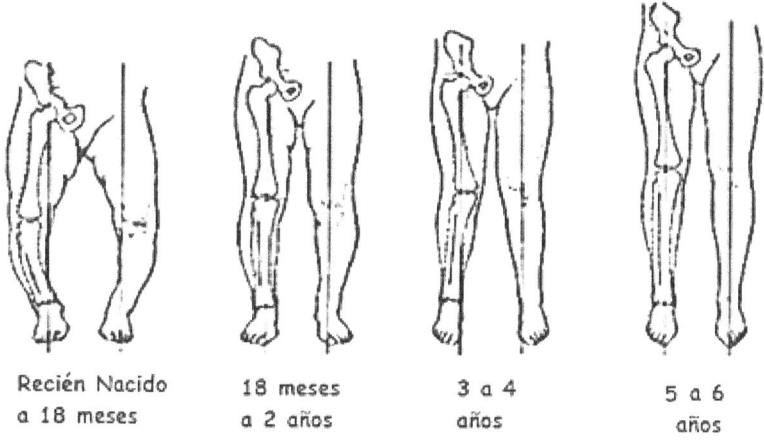

Recién Nacido
a 18 meses

18 meses
a 2 años

3 a 4
años

5 a 6
años

Pero, ¿Cuándo se considera anormal estas desviaciones?

En cuanto al **genu varo,** se considera anormal si la desviación angular presenta alguna de las siguientes características:

- Ángulo muslo-pierna, o ángulo "Q", mayor de 15° que, como ya hemos mencionado, es el ángulo que producen el eje longitudinal del muslo y de la pierna del niño.

- Distancia intercondílea mayor de 9 cms, que es la separación que hay entre las 2 rodillas.

- Un genu varo de cualquier magnitud en un niño mayor de 2 años.

Se considera el **genu valgo patológico** cuando:

- La distancia entre los 2 tobillos es mayor de 9 centímetros.

- El ángulo muslo-pierna es superior a 10° de valgo.

- Cuando se observa que el niño presenta una desviación más acentuada en una pierna que en la otra.

¿Cuánta deformidad se puede aceptar?

Es importante recordar que es el aspecto de las piernas de sus hijos lo que hace que los padres acudan a consulta pues por lo general el niño no se queja de dolor, ni esta deformidad influye en el desarrollo normal de la marcha, por lo que la principal razón por la que acuden al médico es por estética.

Es importante saber que el médico no se basa en razones estéticas para tratar quirúrgicamente a un niño con genu varo o valgo aumentados; lo más importante es reconocer que la mala alineación severa de las piernas es un factor de riesgo comprobado para el desarrollo de artrosis en las rodillas en el futuro.

Sin embargo, la decisión de operar, sólo puede ser realizada por el médico, en las que toma en cuenta otros parámetros como lo son el peso del niño o adolescente, su actividad física, la torsión del fémur y de la tibia y el modo de caminar puesto que ellas influyen en la carga que sufre la rodilla y su riesgo de osteoartrosis, así como, la presencia de dolor o limitación para ciertas actividades.

¿Qué puede causar un genu varo o valgo anormal?

Los traumatismos en la rodilla, porque un traumatismo de importancia puede producir una fractura y lesionar el _cartílago de crecimiento_ lo que hace que ese lado de la rodilla o el fémur no crezca.

El _raquitismo,_ por baja ingesta de vitamina D o calcio que puede producir genu varo. En la actualidad muy raro.

La tibia vara infantil o _enfermedad de Blount_.

Las neoplasias o tumores a nivel o cerca del cartílago de crecimiento.

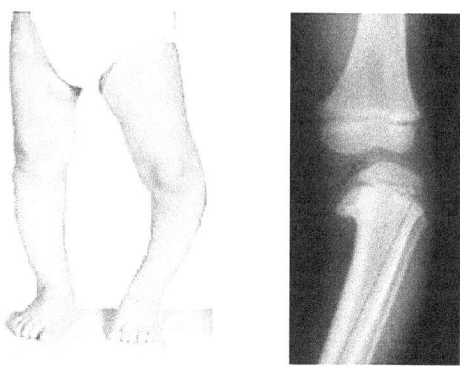

Enfermedad de Blount

121

¿Por qué aunque a mí me parece que mi hijo tiene las piernas muy torcidas el médico lo considera normal?

Es posible que su hijo pueda tener una variación anatómica en otro plano angular que hace que se exagere una desviación que realmente es normal. Esta variación anatómica puede ser la presencia de **torsión tibial externa** o **interna.** Este tipo de desviación es muy frecuente y hace que se exagere un genu varo normal, por lo que es muy probable que la mayoría de los niños menores de 2 años que son llevados a la consulta por genu varo lo que tienen en realidad es una torsión tibial interna fisiológica.

Otro caso es la **hiperlaxitud ligamentaria** que produce hiperextensión de las rodillas cuando el niño está de pie, lo que simula un genu valgo, sin embargo cuando el médico examina al niño y corrige la hiperlaxitud, el valgo desaparece.

También cuando el bebé comienza a pararse para aprender a caminar, flexiona las caderas y las rodillas, lo que simula o acentúa el genu varo normal, lo que se corrige cuando el médico examina y endereza la cadera y la rodilla.

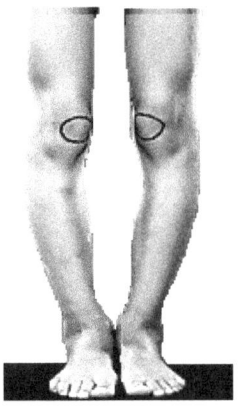 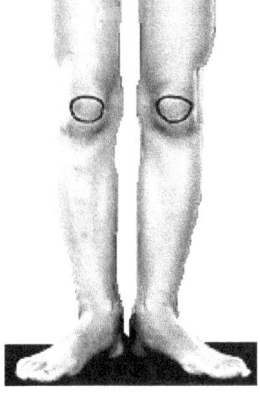

Izquierda: Falsa apariencia de genu varo por torsión tibial externa. Al juntar los pies las rótulas apuntan hacia adentro y las rodillas se separan.

Derecha: Al llevar los pies hacia afuera, las rodillas apuntan hacia el frente y se corrige el varo aparente

¿Es necesario hacerle algún examen o alguna radiografía?

Por lo general no son necesarios los exámenes de laboratorio, sin embargo si el médico sospecha de una enfermedad metabólica, solicitará niveles séricos y urinarios de calcio, fosforo, fosfatasa alcalina y pruebas de funcionalismo renal. Además, el niño debe ser evaluado por el Pediatra.

Tampoco son necesarias las radiografías, pero si el médico sospecha de una *anormalidad,* la radiografía que solicitará es una panorámica de los miembros inferiores con el niño acostado y parado. Con este estudio es suficiente para detectar la mayoría de alteraciones que se puedan presentar.

¿Cómo se tratan las desviaciones angulares en el niño?

Cuando el genu varo o genu valgo es fisiológico o normal, lo que se hace es controlar trimestral o semestralmente al niño por consulta, porque se espera que se produzca una alineación normal en las rodillas cuando en la medida que vaya creciendo. En caso de ameritar alguna medida correctiva es el médico que examina al niño quien debe tomar esta decisión y lo hará con base a las evaluaciones progresivas que va haciendo.

Me han dicho que se puede utilizar férulas para corregir el genu varo y el genu valgo. ¿Es cierto?

Con respecto a las férulas u ortesis, **no se ha comprobado su efectividad** para corregir estas angulaciones, porque al comparar la evolución del genu varo y valgo en niños tratados con férulas y sin férulas al final la corrección lograda para ambas conductas es la misma por lo que se considera que las angulaciones se corrigen espontáneamente.

Además, las férulas son incómodas por lo que rara vez son toleradas por los niños, no se sabe si se deben usar de día o de noche, cuánta fuerza hay que aplicar y cómo debe ser la férula. Por lo que hasta ahora no hay nada que justifique su uso.

¿Es verdad que si estímulo a caminar al niño antes de tiempo y además tiene sobrepeso, voy a acentuar el genu varo?

Si, sobretodo, si se trata de un niño obeso, pues se piensa que el peso del niño sobre la cara interna de las tibias y fémur retarda el crecimiento normal de ese lado aumentando la desviación. Sin embargo, la genética se impone y, por lo general las piernas tienden a "enderezarse" a medida que el niño crece.

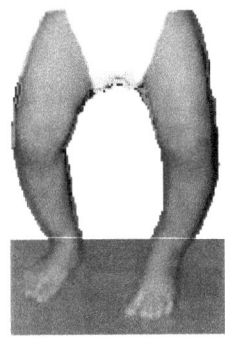 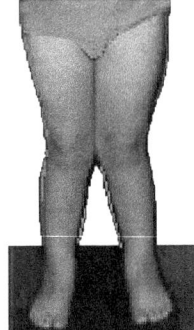

| Niño comenzando a caminar. Se observa un varo acentuado de ambas rodillas así como la presencia de torsion tibial interna y las rótulas apuntando hacia afuera. | Mismo niño. Nótese la corrección del varo con el crecimiento y la aparición de un valgo de la rodilla, la alineación de las rótulas y la corrección de la torsión tibial interna |

¿Que es importante recordar?

Que el genu varo y el genu valgo se pueden considerar etapas normales del crecimiento de las extremidades inferiores en casi todos los niños.

Que en su mayoría corrigen en forma espontánea a medida que los huesos crecen por lo que no requieren férulas ni alguna otra ortesis para corregirlas, sino que al contrario, producen incomodidad al niño.

Que por lo general no representan ninguna limitación para la marcha ni implican un incremento en las caídas.

9

DOLOR EN EL PIE Y TOBILLO

Aunque el dolor de pie y de tobillo es muy común durante la infancia y la adolescencia, la mayoría de las veces no es motivo de preocupación porque se trata generalmente de problemas de poca relevancia. Sin embargo, considero que es importante para los padres conocer sobre las causas más comunes del dolor en el tobillo y el pie en los niños y adolescentes para determinar cuándo es necesaria la intervención médica. Puede agruparse en regiones según el sitio del dolor:

1. Tobillo
2. Talón
3. Pie.

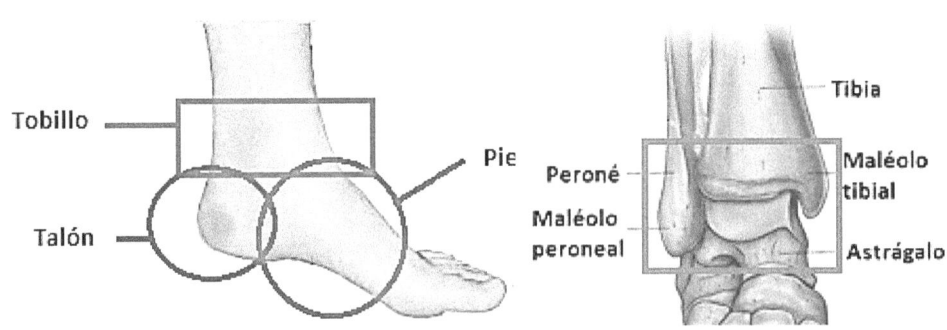

9.1.- DOLOR EN EL TOBILLO

La causa más frecuente de dolor agudo es el esguince de tobillo. Otra causa mucho **menos frecuente** y de características crónicas es la osteocondritis disecante del astrágalo.

¿Qué es un esguince de tobillo?

El esguince de tobillo es una lesión de uno o más ligamentos que unen y estabilizan la articulación tibio-peroneo-astragalina o articulación del tobillo. Dicha lesión abarca desde una leve distensión hasta un desgarro parcial o total de uno o más de estos ligamentos. Es bastante frecuente en los niños y adolescentes sean o no deportistas.

Ocurren, principalmente por apoyar mal o meter el pie en un hoyo mientras camina, salta o practica algún deporte. Por lo general se producen en la zona externa del tobillo.

Se considera una lesión leve cuando el ligamento se ha **distendido** y se produce un poco de inflamación y se puede apoyar el pie aunque con dificultad. Se considera una lesión grave cuando el ligamento se ha **desgarrado** y la inflamación es mayor y hay imposibilidad para el apoyo del pie por el dolor.

Mecanismo de lesión del tobillo

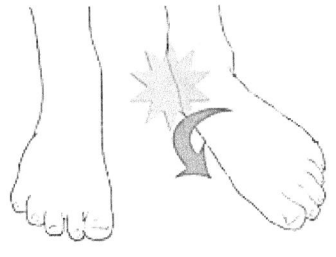 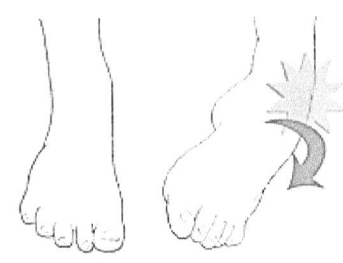

Esguince por eversión
(menos frecuente)

Esguince por inversión
(Más frecuente)

¿Son iguales todos los esguinces de tobillo?

No, algunos esguinces de tobillo son lesiones de poca importancia que se curan con poco tratamiento y, otros pueden ser más graves. El esguince de tobillo se ha clasificado en tres grados, basados en la medida en que están afectados los ligamentos, el tamaño de la inflamación y limitación para el apoyo. Estos grados son los siguientes:

- **Grado 1.** Se trata de un esguince leve donde los ligamentos se distienden ligeramente. Un niño o adolescente con un esguince de grado I tendrá el tobillo algo dolorido y es posible que lo sienta un poco hinchado y puede apoyar el pie afectado aunque con dolor.

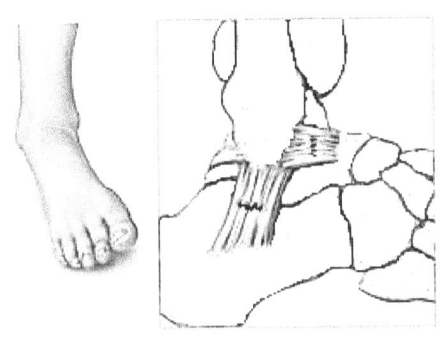

- **Grado 2.** Se trata de un esguince moderado donde los ligamentos se desgarran parcialmente, por lo que habrá equimosis (moretón) alrededor del tobillo. El tobillo duele y es posible que permanezca hinchado un tiempo. Puede dificultarle bastante apoyar el peso en el pie afectado por el dolor. Por lo general en esta situación no puede dar más de 3 pasos seguidos.

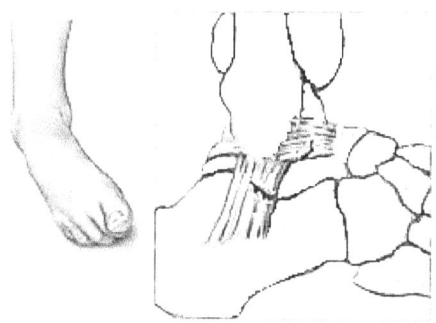

- **Grado 3.** Es el tipo de esguince más grave y ocurre cuando se produce una rotura total de uno o más ligamentos del tobillo. La articulación del tobillo duele mucho y está bastante hinchada, presentará un hematoma alrededor de la articulación, en el talón y parte del pie. El niño o adolescente notará el tobillo laxo e inestable, como que se sale, y no podrá apoyarse en absoluto sobre el pie afectado. En estos casos se debe descartar alguna fractura de uno de los huesos del tobillo, la tibia o el peroné o ambos.

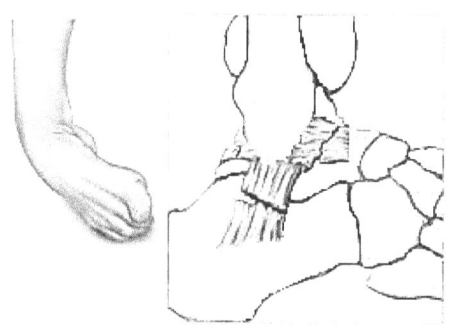

¿Qué puedo hacer una vez que sospeche que mi hijo tiene un esguince de tobillo?

Si después del traumatismo el tobillo de su hijo está **estable**, con poco dolor, puede caminar con cierta dificultad y no hay sensibilidad o dolor en el hueso, puede cuidar a su niño en casa pues se trata de un esguince **Grado 1**. Por lo que se deben seguir las siguientes recomendaciones:

Reposo, hielo, elevación:

- Durante las primeras 24 horas, el tobillo debe **reposar.**
- Durante el día, aplique **hielo** o **criogel** en la zona hinchada o dolorida durante 20 minutos, cada 4 horas, por 3 días.
- Para ayudar a reducir la hinchazón, **eleve** el tobillo de manera que quede a un nivel más alto que la rodilla.

Si el tobillo de su hijo está muy inflamado, con mucho dolor que impide que pueda apoyar el pie y tiene muy sensible o presenta dolor en el hueso (generalmente a nivel del peroné), va a necesitar consultar a un médico. El médico lo examinará para determinar el nivel de daño que ha sufrido el tobillo e indicará, **si lo considera necesario**, una radiografía para descartar fractura, además de medicación para el dolor y la inflamación.

Se deberá inmovilizar el tobillo con un vendaje blando en los casos leves, o en casos más graves requerirá del uso de una férula inmovilizadora para evitar un daño mayor al tobillo, o una bota de yeso en caso de fracturas no desplazadas. En estos casos podrá necesitar muletas para evitar el apoyo del pie.

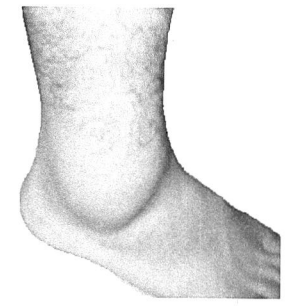

Inflamación de la articulación del tobillo

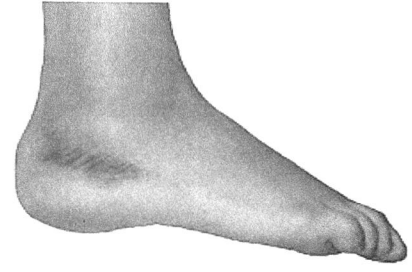

Hematoma o equimosis por lesión de ligamento

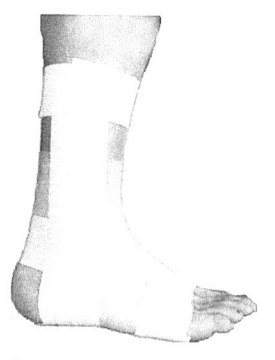

Vendaje para estabilizar tobillo

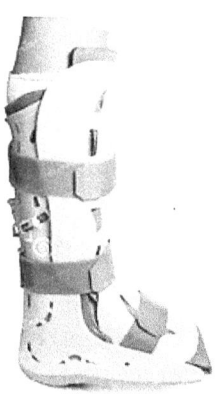

Bota ortopédica de marcha

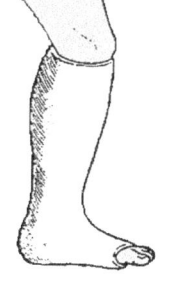

Bota corta de yeso

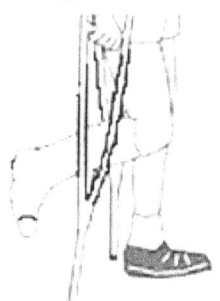

Uso de muletas

¿Cuándo podrá practicar deportes nuevamente mi hijo?

Su hijo podrá volver a practicar deportes cuando haya sanado la lesión, esto puede requerir desde una semana hasta 30 días, y cuando haya recuperado la amplitud de movimientos y toda la fuerza en el tobillo. Para asegurarse de que ya está bien, el médico probará la fuerza del tobillo pidiéndole al niño que salte sobre la pierna lesionada y viendo si puede correr fácilmente en zigzag, observando si muestra signos de dolor o inestabilidad al saltar o correr.

Es muy importante comprobar la recuperación total porque, si la lesión no sana completamente y el niño o adolescente vuelve a practicar deportes demasiado pronto, aumentará el riesgo de una nueva lesión en el tobillo, además, de que puede presentar dolor e inflamación crónicos difíciles de tratar.

En caso de que el niño o adolescente sea un deportista de competencia, una vez recuperado de la lesión, se recomienda realizar ejercicios de calentamiento antes del entrenamiento. También se recomienda el uso de tobilleras, un vendaje neuromuscular o las ortesis estabilizadoras del tobillo para evitar una nueva lesión mientras se reintegra a la práctica deportiva. Por todo esto es importante que antes de que su niño vuelva a los deportes altamente competitivos, deba consultar con el médico ortopedista.

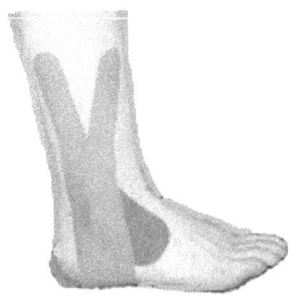

Vendaje neuromuscular en tobillo

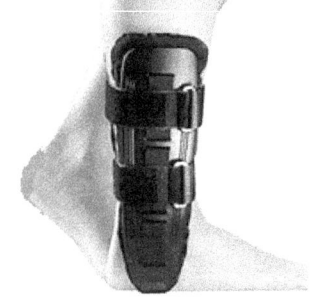

Estabilizador de tobillo

¿Qué es la osteocondritis disecante del astrágalo?

Aunque es un cuadro poco frecuente, es importante nombrarlo porque es una causa frecuente de **dolor crónico** en el tobillo luego de sufrir un esguince. Es la causa principal de los llamados esguinces "mal curados" que persisten con dolor a pesar de todas las medidas indicadas. Se estima que un 7% de los esguinces de tobillo presentan este tipo de fractura.

Se produce una lesión de la carilla articular del cuerpo del astrágalo, en la que una porción de cartílago articular y hueso subyacente se separan del lecho astragalino. La mayor parte de estas lesiones son de origen traumático, por arrancamiento de un fragmento osteocondral, que no puede consolidar porque se mete líquido sinovial en el foco de fractura e impide la cicatrización del hueso.

Los síntomas son los de un "esguince mal curado", es decir: dolor en el tobillo, con periodos variables de hinchazón, pseudobloqueos, inestabilidad y repetición frecuente de torceduras de articulación del tobillo. Puede haber rigidez y bloqueo articular cuando el fragmento óseo se desprende y queda libre en la articulación, lo que se conoce como "ratón articular" o cuerpo libre. En este caso se debe realizar una artroscopia para extraerlo.

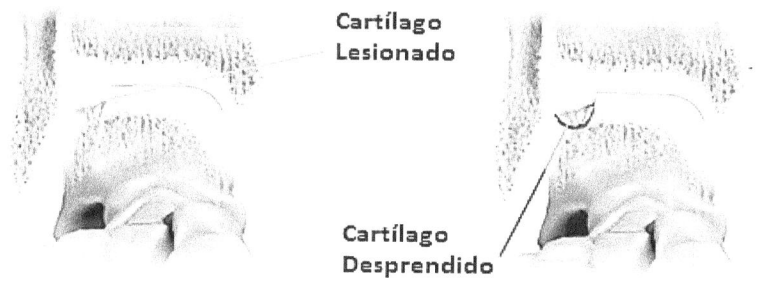

Obsérvese la lesión del cartílago

¿Qué se ve en la radiografía?

La radiografía suele ser negativa en el momento del traumatismo y a veces también lo es posteriormente. Cuando es positiva, se observa la lesión en una de las esquinas de la cúpula del astrágalo como se ve en las figuras de arriba.

Está indicada la realización de un Tomografía (*TAC*) o Resonancia Magnética (*RMN*) si se sospecha este cuadro con radiografía negativa.

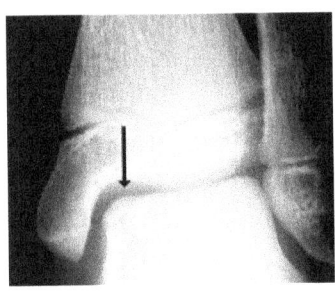 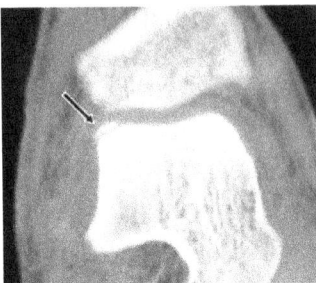 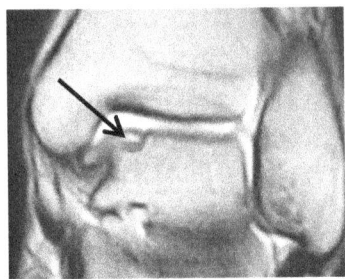

Radiografía　　　　**Tomografía**　　　　**Resonancia**

¿Cuál es el tratamiento?

El tratamiento inicial es conservador: con yesos, y, si no mejora, quirúrgico. Se ha demostrado que los resultados de la cirugía son los mismos si se opera inmediatamente o un año después, por lo que no está justificada una operación "urgente".

¿Qué es el Síndrome de atrapamiento astragalino pinzamiento posterior del tobillo?

El cuadro se debe a un pinzamiento de la cola del astrágalo conocido como proceso de Stieda o de las partes blandas entre la parte posterior del astrágalo y el borde posterior de la tibia al realizar una flexión plantar del pie.

Aunque no es tan común, puede ocurrir en niños mayores, en deportistas que realizan frecuentemente flexiones plantares forzadas como en el chute vigoroso del fútbol, el salto en el baloncesto o el atletismo, en los corredores que se entrenan mucho en cuestas, además en las bailarinas de ballet con su frecuente posición de puntillas. En estos casos el dolor dificulta la carrera y el salto.

En cuanto a los síntomas, el adolescente se queja de dolor intenso en la parte posterior y superior del talón tras el ejercicio o actividad física, que empeora con la **flexión plantar** del pie.

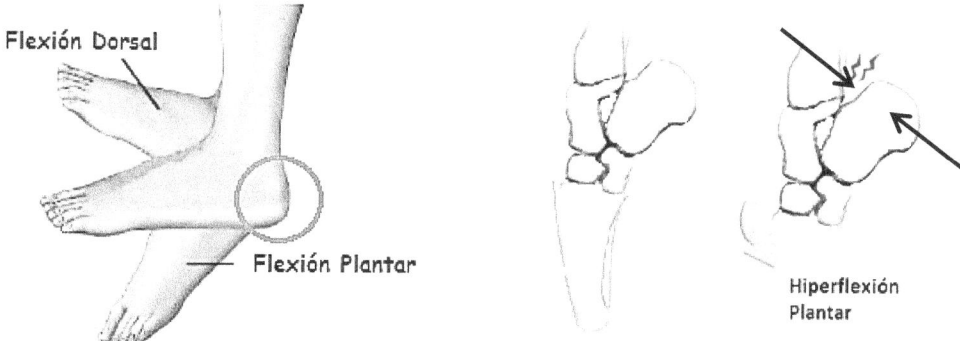

Dolor con la flexión Dorsal enfermedad de Sever. Flexión Plantar pinzamiento posterior del tobillo

Las flechas señalan la zona de impacto entre el astrágalo con la tibia posterior y el calcáneo

¿Cómo se diagnostica?

Típicamente, los adolescentes describen dolor localizado en la cara posterior del tobillo, que se agrava por actividades de flexión plantar forzada o después de estas actividades (especialmente por la noche o a primera hora de la mañana).

Las actividades provocadoras pueden incluir:
• Natación
• Chutar una pelota
• Trabajos o baile en posiciones de puntillas
• Caminar o correr (sobre todo las bajadas)
• Caminar con zapatos de tacón
• Saltos de altura en el despegue o longitud en el aterrizaje
• Actividades de "puntillas".

Los síntomas y el examen físico por parte del médico orientan el diagnostico además de las pruebas de imagen. Se inicia con una radiografía lateral del tobillo en donde se puede evidenciar el proceso de Stieda en caso de ser crónico. Si la radiografía no es concluyente debe hacerse una RMN o un escáner.

La RMN es la técnica más empleada para descartar otras afecciones como la sinovitis, fibrosis u otras formas de pinzamiento de partes blandas, también permite descartar la existencia de lesiones osteocondrales del astrágalo, las lesiones de ligamentos o las tenosinovitis o tendinopatías como la tendinopatía del flexor largo del dedo gordo.

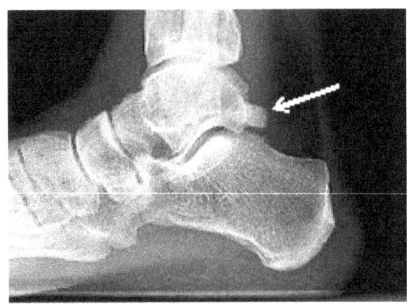 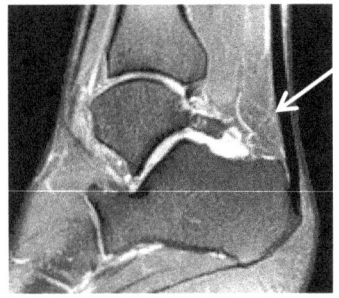

Radiografía la flecha señala la cola del astrágalo o proceso de Stieda. Zona de impacto con la flexión plantar

Resonancia magnética con proceso inflamatorio alrededor del proceso de Stieda

¿Cuál es el tratamiento?

El reposo deportivo, que incluye evitar las flexiones forzadas del tobillo. El uso de antiinflamatorios orales y el tratamiento fisioterápico son la conducta que asocia mejores resultados. Si no hay respuesta, puede ser necesaria una "limpieza" de los rebordes óseos, ya sea de forma abierta o artroscópica.

9.2.- DOLOR EN EL TALÓN:

La causa más frecuente es la enfermedad de Sever.

¿Qué es la enfermedad de Sever?

Es la osteocondritis de la _apófisis_ del calcáneo conocida como apofisitis por tracción del tendón de Aquiles. Es más frecuente en varones y se suele iniciar en la pre- adolescencia de 7 a 12 años, en promedio a los 9 años de edad.

Se manifiesta por dolor en el talón que dificulta su apoyo en la marcha, y que aumenta con la actividad deportiva. El niño localiza el dolor a ambos lados del talón y/o en la planta del pie.

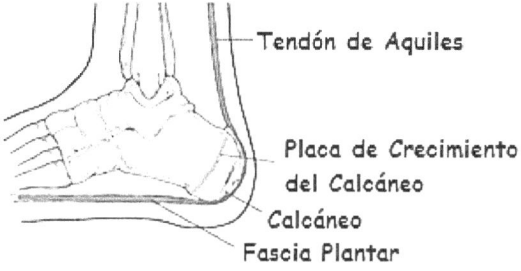

Tendón de Aquiles

Placa de Crecimiento del Calcáneo

Calcáneo

Fascia Plantar

En la imagen se resalta en rojo el sistema Aquileo-Calcáneo-Plantar, pudiéndose evidenciar la relación de ambas inserciones con el calcáneo

¿Por qué se produce?

Para ello debemos saber que a partir de los 9 años es cuando el cartílago de crecimiento del calcáneo, que es el hueso del talón, crece más. Este cartílago aumenta en anchura y es más débil a esta edad. Por lo general, el niño ha comenzado alguna actividad física que realiza con frecuencia y por varias horas seguidas como puede ser la gimnasia en el colegio o que se haya aficionado a un nuevo deporte.

Pues bien, en estas situaciones, al tríceps sural y al tendón de Aquiles, llamado también **sistema aquileo-calcáneo-**

plantar, no le da tiempo de alargarse lo suficiente, con lo que, funcionalmente, se encuentra acortado, obligando al pie a adoptar una posición en equino, es decir, al niño se le dificulta apoyar totalmente el talón en el suelo por lo que al correr, se produce una elongación súbita del sistema aquileo-calcáneo-plantar, cada vez que el pie hace contacto con el suelo lo que produce finalmente la *lesión por tracción*. El dolor localizado en el talón se debe a la inflamación de la **inserción de la fascia plantar o del tendón** de Aquiles y de la placa de crecimiento del calcáneo.

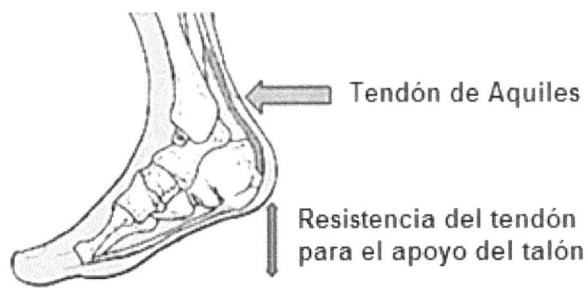

Tendón de Aquiles

Resistencia del tendón para el apoyo del talón

El tendón de Aquiles acortado produce resistencia para apoyar el talón al caminar o al correr. Esto desencadena tensión en su inserción en el talón originando dolor

¿Se puede ver en la radiografía?

Sí, en la radiografía se observa fragmentación de la apófisis del calcáneo.

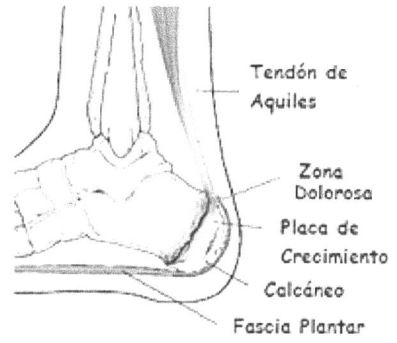

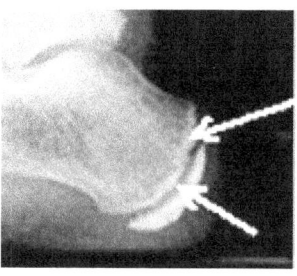

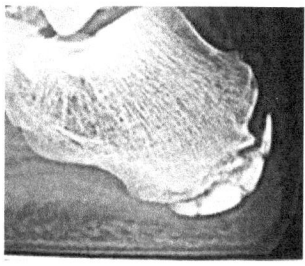

Se observa la zona donde se produce la lesión

Se señala la placa de crecimiento del calcáneo. No confundir con una fractura

Nótense los cambio en el cartílago de crecimiento

¿Va a quedar alguna limitación o alguna consecuencia de esa enfermedad?

Ninguna. Aunque la sintomatología puede reaparecer hasta los 12-15 años. La evolución es hacia la curación espontánea.

¿Qué tratamiento hay para curar o mejorar a mi hijo?

El tratamiento es únicamente sintomático. Cuando el dolor es evidente se aconseja limitar la actividad deportiva por unos días, modificar la pauta de entrenamiento, realizar ejercicios de estiramiento del tendón del sistema aquileo-calcáneo-plantar y antiinflamatorios.

Se recomienda el uso de una talonera que disminuye el traumatismo directo del talón y relaja el tendón de Aquiles y la fascia plantar. Solo en casos excepcionales, cuando no responde al tratamiento previo en 1-2 meses, puede ser necesaria la colocación de un yeso en discreto equino durante 2-4 semanas.

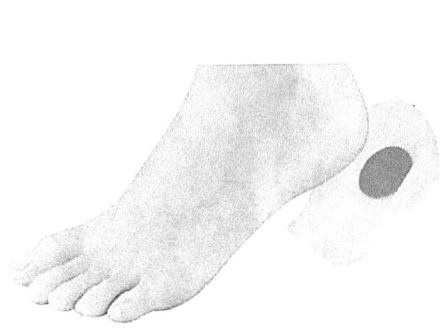

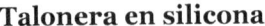

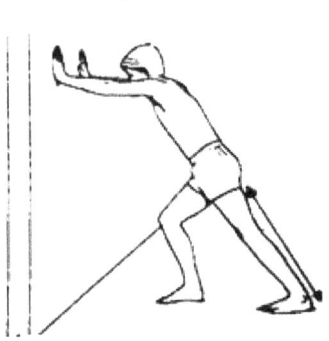

Talonera en silicona

Ejercicios de elongación del tríceps sural

9.3.- DOLOR EN EL PIE:

El dolor en el pie no traumático en el niño y adolescente es poco frecuente sin embargo, las osteocondritis son la primera causa y entre ellas tenemos:

- La del escafoides tarsiano o **enfermedad de Köhler**, o
- La de la cabeza de los metatarsianos o **enfermedad de Freiberg.**

¿Qué es la enfermedad de Köhler?

Es la osteocondritis del escafoides tarsiano. Es la más frecuente en los varones que en las hembras y aparece entre los 3-7 años. Generalmente se presenta en un solo pie en el 75 a 80% de los casos.

Se caracteriza por dolor, en general discreto, en el dorso del pie y la presencia de **cojera**. El niño para evitar la presión sobre el escafoides tiende a caminar apoyando el pie sobre su borde externo, lo que provoca una asimetría en la marcha.

¿Cómo se diagnostica?

Con radiografía del pie, en ella podemos observar una densificación y fragmentación del escafoides, dependiendo del momento evolutivo. Por lo general, no es necesario otro estudio especial como una Tomografía o Resonancia.

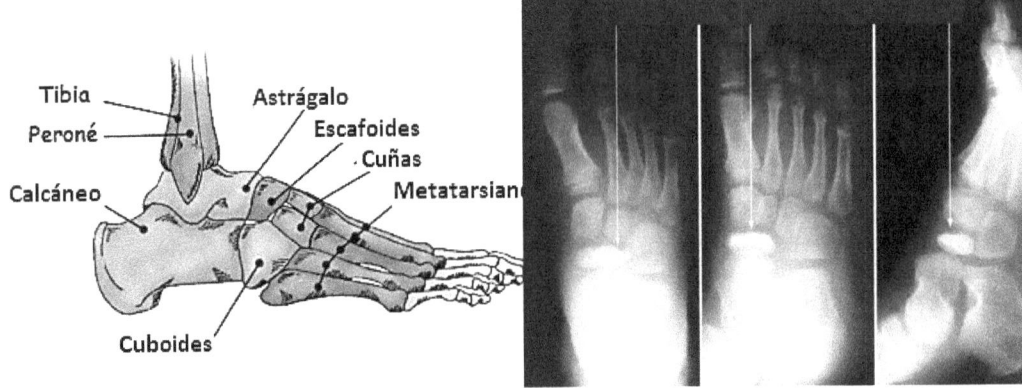

Se observan los huesos del pie derecho-
Observe la ubicación del escafoides tarsiano

La flecha señala el escafoides tarsiano presentando aumento de su densidad o esclerosis, irregularidad en su forma y colapso parcial.

¿Esta enfermedad va a incapacitar a mi hijo permanentemente?

En realidad, no. La evolución espontánea es hacia la curación, que ocurre en la totalidad de los casos. De tal manera que se restaura la arquitectura normal del hueso escafoides entre 4 meses y 4 años del inicio de síntomas permaneciendo asintomático, sin deformidad residual ni incapacidad funcional en la edad adulta. Los estudios a largo plazo no han demostrado la existencia de incapacidad secundaria a esta patología.

¿Qué debo hacer con mi hijo? ¿Hay algún tratamiento?

El tratamiento es sintomático con analgésicos simples tipo ibuprofeno, diclofenaco o acetaminofén. Para aliviar el dolor puede ser aconsejable la utilización de una plantilla semiblanda. Si el dolor fuese significativo puede inmovilizarse el pie durante 8 semanas con una férula. El tratamiento es conservador, nunca quirúrgico.

¿Qué es la enfermedad de Freiberg?

Es la osteocondritis de la cabeza de los metatarsianos, en general se suele afectar con más frecuencia la cabeza del 2º metatarsiano. Tiene un claro predominio en el sexo femenino y la edad de aparición suele situarse en plena adolescencia.

Se caracteriza por la aparición de dolor localizado en la planta del pie a nivel de la cabeza del metatarsiano, el dolor que se intensifica con la actividad deportiva, fundamentalmente con el salto y la carrera, y en actividades en las que se incrementa la sobrecarga de esa región del pie como el uso de tacones.

Se produce un engrosamiento a nivel de la cabeza del 2º metatarsiano, que es dolorosa a la presión y con frecuencia hay una cierta limitación de la movilidad de la articulación metatarsofalángica.

¿Cómo se diagnostica?

El médico debe sospechar la enfermedad puesto que la radiografía puede ser normal en una primera fase, en estos momentos se puede realizar una resonancia magnética o una gammagrafía en donde se pone de manifiesto un aumento de la captación y se confirma el diagnóstico. Solo en fases más avanzadas se pueden observar cambios en la superficie articular y la fragmentación del hueso en las radiografías.

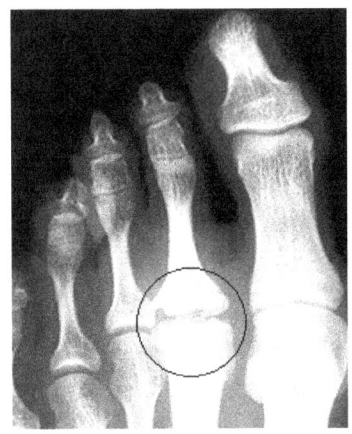

Radiografía

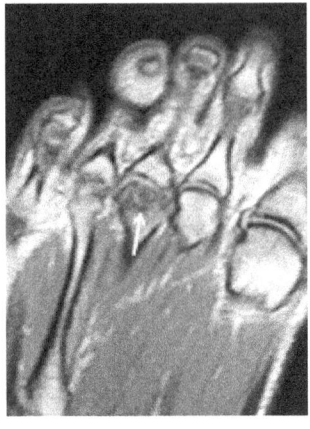

**Resonancia
Magnética**

**Gammagrafía
ósea**

¿Cuál es el tratamiento?

El tratamiento es sintomático. Reposo, inmovilización y/o utilización de ortesis metatársianas de descarga. La persistencia del dolor puede aconsejar la intervención quirúrgica.

10

MI HIJO CAMINA CON LOS PIES HACIA ADENTRO

ALTERACIONES TORSIONALES DE LOS MIEMBROS INFERIORES

Mi hijo recién nacido tiene los pies hacia adentro y muy "curvados", pero el pediatra dice que es normal, ¿Es eso cierto?

Muy probablemente su pediatra tiene razón, el hecho de que su hijo recién nacido tenga los pies orientados hacia adentro y "curvados" como usted lo dice, se le llama *metatarso aducto o aducto del antepié,* y se debe a la **posición** que los pies asumieron durante el embarazo cuando estaban dentro del útero materno, además. En esta posición intrauterina las caderas y las rodillas estaban flexionadas, las tibias asumieron forma de arco o paréntesis con rotación interna y los pies curvados.

Existen formas leves, formas moderadas y graves, dependiendo de la flexibilidad y la rigidez que tenga el pie en el momento de las manipulaciones para corregir la deformidad.

Por lo que siempre es el ortopedista quien lo clasifica y decide la conducta.

El pronóstico es favorable en los casos leves, y el tratamiento generalmente es conservador, es decir, sólo se observa su evolución y/o se pueden realizar manipulaciones simples por parte de la familia hasta los 12 a 18 meses de vida. En los casos o formas moderadas o graves requiere tratamiento en el servicio de ortopedia infantil mediante manipulaciones simples asociadas a yesos y posterior calzado corrector. Los resultados son sintomática y clínicamente satisfactorios en todas las series, con menos de 2% de recaídas.

Cuando el diagnóstico se realiza en niños mayores la respuesta al tratamiento conservador, por lo general, no es favorable y habrá que considerar un tratamiento quirúrgico.

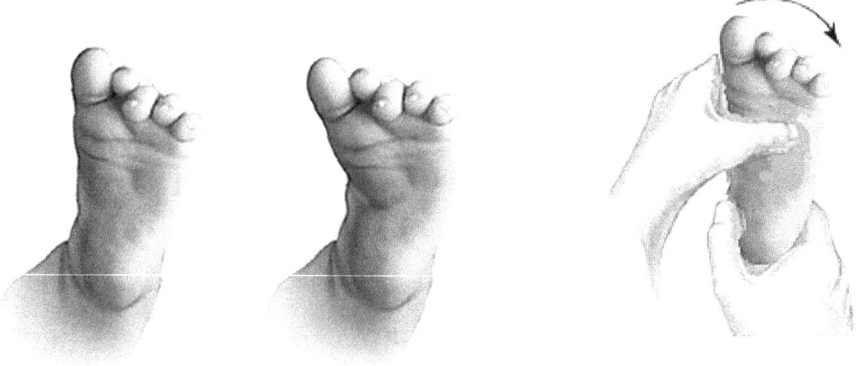

Pie Normal   **Metatarso Aducto**   **Manipulación del antepié para corregir el aducto**

Mi hijo pequeño camina y corre con los pies hacia adentro y el médico dijo que tenía "torsión tibial interna" y que no me preocupara ¿Qué quiso decir el doctor con eso? ¿Puedo estar tranquila como dice?

Cuando el médico habla de "torsión tibial" se refiere a la rotación del extremo distal de la pierna sobre su *eje longitudinal*, es como si tomáramos una barra de plastilina y la giráramos o torciéramos sobre su eje. Puede ser hacia afuera lo que se conoce como torsión externa o hacia adentro, llamado torsión interna. En ambos casos las rótulas apuntan hacia adelante y es el pie el que se dirige hacia afuera o hacia adentro. En este último caso, el niño camina con los pies apuntando hacia adentro. Si el doctor le dijo que no se preocupara es porque no es una alteración grave y con el crecimiento muy probablemente se va a resolver.

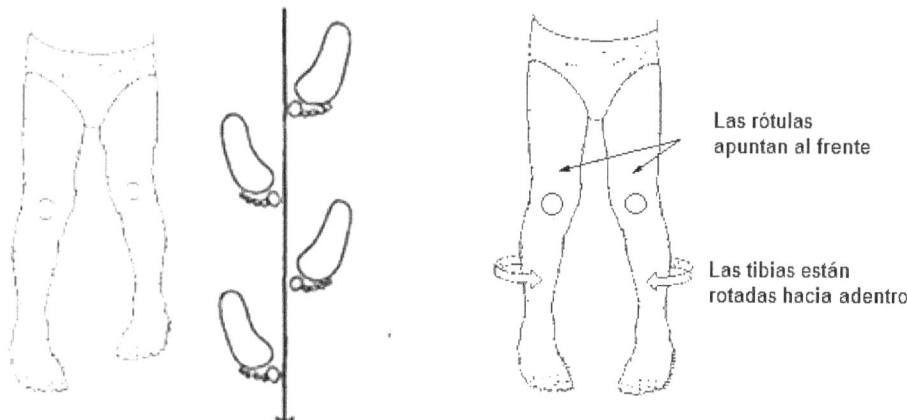

Las rótulas apuntan al frente

Las tibias están rotadas hacia adentro

En la figura podemos ver el patron de marcha intrarrotada

Ambas rotaciones hacen que el pie apunte hacia adentro

Mis amigas dicen que esta torsión tibial le puede perjudicar cuando sea adolescente y también cuando sea adulto, ¿Es eso cierto?

Esto no es totalmente cierto. Los estudios han comprobado que una _mala alineación_ en el _plano axial_ o del _eje longitudinal_ de la pierna, produce una alteración del _brazo de palanca_ del eje de fuerza de músculos y tendones lo que, **en teoría**, puede tener efecto nocivo a nivel de las articulaciones, efecto que se verá en la adolescencia manifestándose como dolor en el pie, piernas y rodillas que se presenta posterior a una actividad física prolongada. Sin embargo, a excepción del dolor y la sensación de cansancio, no hay estudios que aseguren torsión tibial ocasione artrosis o artritis.

Pero, ¿Cuándo se considera normal estos problemas rotacionales?

Existe un límite en el cual se considera normal. A los problemas rotacionales que se encuentran dentro de lo normal se les llama *variaciones rotacionales* y **no afectan** la capacidad del niño para sus actividades físicas incluyendo una actividad deportiva frecuente.

A los problemas rotacionales que están fuera de lo normal, se les denomina *deformidades torsionales* y estos **sí** ocasionan inconvenientes. En todos los casos el único que está en capacidad de decidir si está fuera de lo normal o no es el Ortopedista.

¿Cuál es la causa de las torsiones?

Se cree que esta deformidad se desarrolla en el periodo pre-natal, específicamente durante los últimos meses del embarazo, iniciándose entre las semanas 32 a la 40 del embarazo en la que influye la postura del feto dentro del útero, si viene de cabeza o de nalgas, las fuerzas mecánicas del útero sobre el feto, si es *primigesta* o *multigesta*, la cantidad de líquido intrauterino.

También influye la edad gestacional, porque los niños nacidos a término tienen mayor incidencia de torsión tibial interna y los pre-término o prematuros, mayor incidencia en rotación tibial externa. Otra explicación es la herencia, es decir, algún familiar lo tiene.

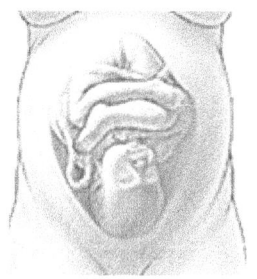

En la figura vemos la posición de las piernas del bebé en el último mes del embarazo en presentación cefálica. Podemos ver la flexión y rotación externa de las caderas, la rotación interna de las piernas y el aducto del antepié.

El doctor dice que mi hijo tiene anteversión femoral aumentada ¿De qué está hablando?

La anteversión femoral aumentada es cuando la causa de que el niño meta los pies al caminar se encuentra en el cuello del fémur. En este caso las rótulas apuntan hacia adentro (llamadas rótulas bizcas). Y se refiere al ángulo que existe entre los cóndilos femorales a nivel de la rodilla y el cuello femoral a nivel de la cadera. Lo normal es hasta 20 grados.

En algunos casos esta torsión es compensada con una torsión tibial externa por lo que no se aprecia al ojo inexperto estas malalineaciones y pueden pasar inadvertidas hasta para el pediatra durante mucho tiempo sin dar síntomas, por lo general hasta la adolescencia.

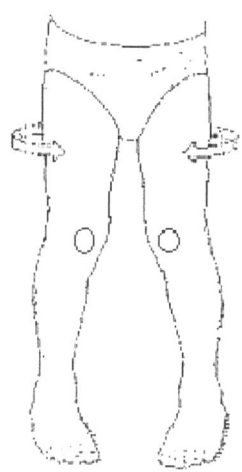

Anteversión femoral. Ambas rótulas apuntan hacia adentro. Igual que los pies

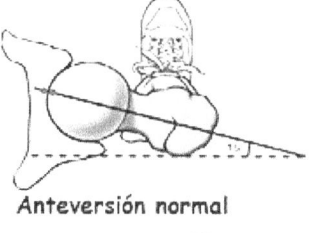

Anteversión normal

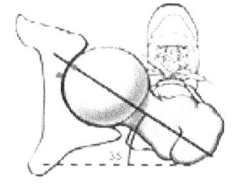

Anteversion Excesiva

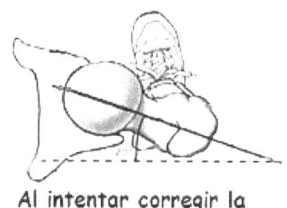

Al intentar corregir la anteversión la rótula y el pie apuntan hacia adentro

La anteversión femoral es una de las causantes de las marchas intrarrotada, a su vez produce cansancio durante la marcha prolongada.

¿Cómo se tratan las alteraciones torsionales y rotacionales?

Debemos comenzar aclarando que la mayoría de estas alteraciones son benignas y se corrigen espontáneamente con el crecimiento en la mayoría de los casos, aunque después de los 8 años de edad ya no se corrigen y, **de ser necesario**, solo una intervención quirúrgica sería la solución a esta alteración.

Mis familiares me preguntan que por qué no le colocan los llamados "twisters" a mi hijo que con eso se van a "enderezar" las piernas, ¿En verdad sirven estos aparatos?

Las _ortesis_ y las férulas incluyendo los conocidos "twisters" **no tienen ningún beneficio para corregir estas alteraciones torsionales,** pues no hay diferencia entre su uso y la corrección espontánea de la torsión y sólo representan una incomodidad física y emocional para el niño.

En el caso del genus varo o las rodillas en paréntesis, que presentan los recién nacidos y los niños menores de 2 años, los padres recurren a un tipo de "inmovilización" conocida como "swaddling" o "bolsa de tabaco", en el cual envuelven al niño con sábanas con los muslos y piernas juntos y las rodillas extendidas, y así los acuestan a dormir; sin embargo, esto puede ser contraproducente porque si el niño tiene una alteración en la formación de la articulación de la cadera, conocida como "displasia del desarrollo de la cadera" (ver más detalles en el capítulo correspondiente), ésta muy probablemente va a empeorar. Lo mejor es **tener paciencia y esperar**.

 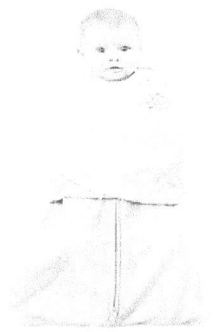

No recomendada porque mantiene las caderas en extensión   **Recomendada porque permite la flexión y abducción de las caderas**

Me recomendaron que ponga a mi hija a practicar ballet o gimnasia, ¿Es útil?

No hay estudios que demuestren que este tipo de actividades modifiquen la evolución natural de las alteraciones rotacionales. Sin embargo, toda actividad física es recomendable para los niños y adolescentes, siempre y cuando la disfruten.

Otra situación que hay que tener presente es que las deformidades torsionales son bien toleradas y, en su mayoría, no afectan la marcha ni la realización de actividades deportivas y por lo general molestan más a los padres que a los hijos.

¿Es necesario operar estas deformidades? ¿Me dicen que si no se opera va a tener complicaciones en el futuro?

Las cirugías desrotadoras están indicadas sólo en los adolescentes que presentan deformidades rotacionales importantes y que tengan repercusión funcional limitante, como lo sería una torsión mayor de 50°, en estos casos el niño no puede rotar hacia afuera la extremidad lo que dificulta la deambulación.

En caso de que se decida la intervención se debe realizar después de que el niño cumpla los 8 años de edad. Dependiendo del hueso que tenga la alteración, ya sea el fémur o la tibia, allí se realizará la *osteotomía* que es un corte total en el diámetro transversal del hueso, y se corrige la deformidad para luego estabilizar dicho corte con **_material de osteosíntesis_** (placa y tornillos) hasta que consolide la osteotomía.

En cuanto a si existe una relación directa entre torsión femoral interna y osteoartrosis de la cadera, varios estudios han comprobado la ausencia de esta asociación por lo que no se recomienda la corrección quirúrgica de la anteversión femoral aumentada en estos niños como medida profiláctica para evitar el desarrollo de artrosis de la cadera en la vida adulta.

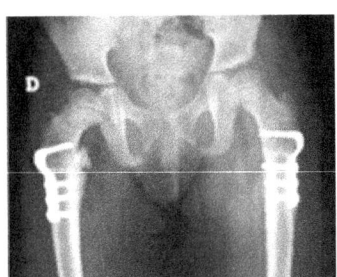

Osteotomía desrotadora bilateral de fémur, estabilizada con placa angulada

Como padres preocupados ¿Qué podemos hacer? ¿Solo esperar?

Claro que si puede formar parte activa en la corrección de estas mal rotaciones. Cuando el niño es un poco más mayorcito, y comienza a sentarse (sobre todo en el suelo), es muy importante que NO SE SIENTEN EN LA POSTURA DE "SASTRE INVERTIDO" (con las piernas hacia fuera), ya que esta postura, impide que la anteversión femoral disminuya progresivamente con el crecimiento. **Deben sentarse con las piernas cruzadas ("como los indios"), y no colocar los pies debajo de los glúteos (si se sientan en sillas), ni sentarse sobre los talones si están arrodillados.**

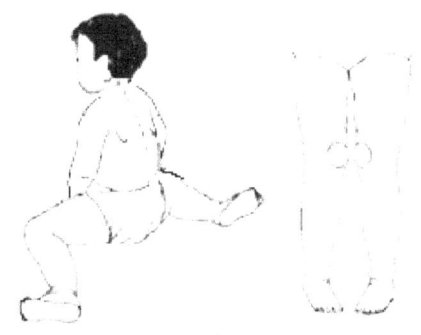 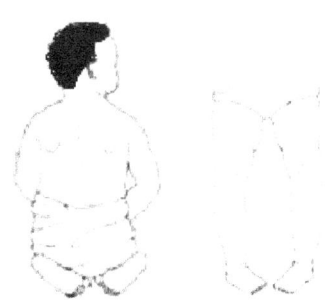

**Posición de sastre invertida o "W"
favorece la anteversión femoral y
mantiene la rotación interna de los pies**

**Posición sentado inadecuada,
favorece la rotación tibial
interna y el aducto del antepié**

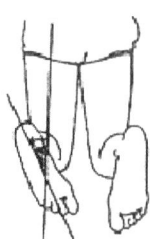 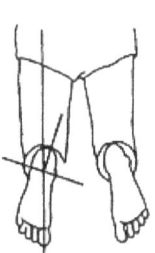 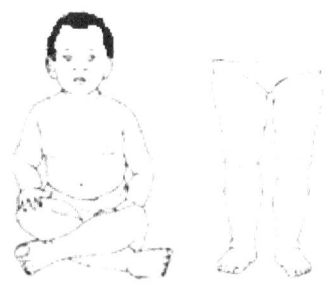

Torsión tibial interna   **Rotación normal**   **Posición sentado recomendada**

El doctor me dijo que mi hijo tenía un "mal-alineamiento torsional de los miembros inferiores", ¿Qué es eso?

Se le conoce como "Síndrome de Malalineamiento Torsional de las Extremidades Inferiores" y es una condición que se determina porque hay una torsión femoral interna y una torsión tibial externa.

Lo característico es que las puntas de los pies se ven bien alineadas, pero ambas rótulas apuntan hacia adentro durante la marcha, esto produce una alteración en el eje de movilidad de la rodilla cuando el niño o el adolescente corre o camina **lo que puede desencadenar dolor durante las actividades deportivas.**

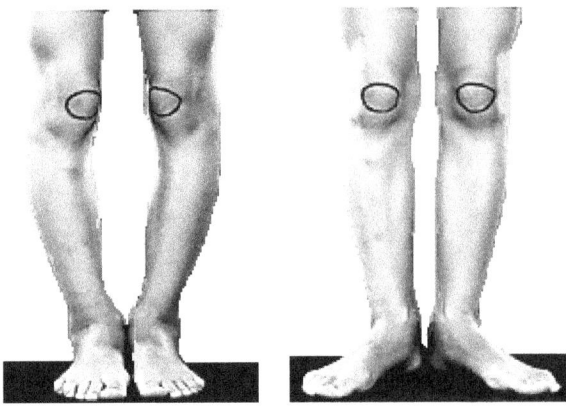

En la foto de la izquierda la torsión tibial externa compensa la anteversión femoral aquí se observa como los pies están paralelos pero ambas rótulas apuntan hacia adentro, lo que produce sobrecarga en la cara lateral de la rodilla al momento de realizar alguna actividad deportiva como correr. En la imagen de la derecha se busca corregir la anteversión femoral y las rótulas apuntan hacia el frente pero los pies quedan apuntando hacia afuera lo que produce incomodidad a nivel de las caderas.

¿Que es importante recordar?

Que la mayoría de estas anomalías son constitucionales y temporales y pueden considerarse como problemas fisiológicos o posturales, es decir variaciones de la normalidad con resolución espontánea por lo que no va a necesitar tratamiento alguno.

Que no hay zapato ni "aparato ortopédico", que corrija algo que es así por naturaleza. Por tanto, lo que se debe hacer es seguir algunos **consejos y recomendaciones** para que esta fase evolutiva no sea más que eso, una etapa en el desarrollo normal del niño.

Que no se ha encontrado tratamiento ortopédico alguno que "corrija" la anteversión femoral. Ni los cables de torsión o "twisters", ni las férulas de diversos tipos ni los zapatos ortopédicos, ejercen efecto alguno. Solo se debe esperar que el crecimiento normal vaya "corrigiendo" la torsión femoral;

Sólo muy pocos casos aislados, pueden tomarse en consideración para plantear un tratamiento quirúrgico "desrotador", al final del crecimiento, pero esa decisión la tomaría el ortopedista.

11

DOLORES DE CRECIMIENTO

¿Qué son los "dolores de crecimiento"?

Se le denomina "dolores de crecimiento" a una presentación común de dolor en ambas piernas o en los muslos, **pero no en las articulaciones**, en un 10 a 20% de los niños entre los 3 y los 12 años de edad, que aparece al final del día o lo despierta durante la noche, que suele durar entre 30 minutos y varias horas y generalmente responde a los analgésicos (tipo Acetaminofén, Ibuprofeno o Diclofenaco Potásico), masajes, estiramiento y/o calor local.

La característica clásica es que **el dolor desaparece al día siguiente**. Es extremadamente raro que aparezca en miembros superiores. **No se acompañan** de anormalidades en la exploración física ni en las exploraciones complementarias por lo que el examen físico médico **es normal**.

Se le ha denominado dolores del crecimiento debido a que inicia en la niñez y desaparece cuando termina el crecimiento. En realidad el dolor **no es consecuencia** del crecimiento sino del

uso muscular excesivo durante el juego o actividad física del niño.

Pero, ¿puede tratarse de algo grave?

Es importante aclarar que el diagnóstico de "dolores de crecimiento" es un ***diagnóstico de exclusión***, es decir, se llega a este diagnóstico luego de descartar otras alteraciones orgánicas y requiere la existencia de los siguientes criterios:

- El dolor debe ser intermitente y autolimitado, es decir, no es persistente, con una duración de 30 minutos a 2 horas y no se presenta durante el día o durante la actividad física diaria o juegos del niño sino cuando ya está en reposo incluso durmiendo. Además, hay días libres de dolor.

- Generalmente, el dolor se ubica en las piernas, en los muslos y en la cara posterior de los músculos de la pantorrilla. La presencia de dolor articular debe hacernos pensar en otra causa.
- El dolor se presenta al final de la tarde o en la noche cuando el niño está durmiendo.

- El examen físico y los exámenes de laboratorio son normales.

- Los exámenes indicativos de inflamación son negativos.

Se excluye el diagnóstico de "dolores de crecimiento" ante la presencia de los siguientes criterios:

- El dolor es persistente o incrementa su intensidad.

- El dolor es de una sola pierna.

- Hay dolor, enrojecimiento o hinchazón articular, además de limitación para la movilización de la extremidad y cojera.

- Interrumpe las actividades diarias o actividad física del niño.

- El dolor aún está presente en la mañana.

- Algunos resultados de los exámenes de laboratorio están alterados.

- El niño requiere tomar analgésicos con frecuencia para calmar el dolor.

- Existe pérdida de peso o fiebre.

¿A qué se debe este dolor?

Se piensa que se deba a un acortamiento o retracción de los músculos de la parte posterior y anterior del muslo y de la pierna del niño. Este acortamiento se incrementa a medida que el niño va creciendo, debido a que los huesos son los encargados de aumentar la estatura y la longitud de las articulaciones, en los niños el músculo poco activo crece más lentamente que el hueso, apareciendo las retracciones o acortamientos musculares. Si a eso le agregamos la falta de ejercicios de elongación o estiramiento se producirá aumento de la tensión de los músculos y de su inserción en el hueso, lo que ocasionaría el dolor al final del día, cuando el músculo está en reposo, sería similar a los calambres o agujetas que se presentan luego de la actividad deportiva en los adultos.

¿Cuál es el tratamiento? ¿Qué puedo hacer para aliviar el dolor de mi hijo?

Una vez descartado alguna causa orgánica o de riesgo para el niño, se pueden aplicar algunas medidas que ayudaran a aliviar y a espaciar la recurrencia de los eventos dolorosos.

Entre estas medidas la más importante es tratar el acortamiento de los músculos causantes del dolor, por ello los ejercicios de estiramiento o elongación muscular son los más importantes, con ello se producirá un equilibrio o balance en el crecimiento hueso-musculo, disminuirá la tensión muscular y, en consecuencia, disminuirían o desaparecerían los episodios dolorosos.

Los masajes en las piernas así como la aplicación de calor también ayudan a disminuir el dolor y, por supuesto, los analgésicos comunes tipo acetaminofén, ibuprofeno o diclofenaco; no se recomienda dar aspirina en niños menores de 12 años.

¿Qué es importante recordar...?

Que el hecho de diagnosticar **erróneamente** una cojera como "dolores de crecimiento" puede ser peligroso, por lo que se debe tener un claro conocimiento de que esta "enfermedad" es un diagnóstico por descarte o exclusión.

Que debido a que en múltiples ocasiones los médicos tratantes consideran los dolores recurrentes del niño como malestares asociados al crecimiento, por este hecho, se han pasado por alto diagnósticos de enfermedades orgánicas, algunas con grados variables de gravedad.

Que, como ya lo mencionamos, el diagnóstico de "dolores de crecimiento" debe ser un diagnóstico de exclusión. ¿Qué queremos decir con esto? que se debe descartar primero cualquier alteración orgánica y, si todo es normal, si podríamos hablar de "dolores de crecimiento".

Que una vez realizado todo este proceso y, si un niño cumple los criterios de "dolores de crecimiento" que mencionamos antes, debemos estar tranquilos por tratarse de un proceso benigno y autolimitado.

Que en general el tratamiento principal consiste en ejercicios diarios de estiramiento muscular del músculo recto anterior del cuádriceps, los isquiotibiales y los gastrosóleos, durante 5 a 10 minutos.

12

RETARDO EN EL INICIO DE LA MARCHA

Para hablar del retardo en el reinicio de la marcha, primero debemos conocer cómo es la marcha normal del ser humano. Es importante saber que **el ser humano es el único ser vivo que tarda en caminar debido a que es el único mamífero que utiliza exclusivamente la marcha bípeda**, es decir, la marcha en 2 pies, esto implica la necesidad de un sofisticado desarrollo neurológico para poder equilibrar un centro de gravedad alto y tambaleante sobre una superficie de apoyo reducida constituida por los 2 pies.

El control del equilibrio y de la marcha dependen de:

- La maduración del sistema nervioso periférico, un proceso que comienza desde la semana 20 de embarazo cuando en el feto se desarrollan todas las neuronas que tendrá por el resto de la vida, luego

- La aparición y reproducción de las interneuronas cuya función es interconectar las neuronas entre sí. Es un proceso que se da hasta el primer año de vida, y por último,

- Del proceso de mielinización neuronal el cual dura varias décadas.

Por todo esto es por lo que el ser humano tarda alrededor de 12 meses para iniciar la marcha.

¿Hasta qué edad se considera normal que mi hijo no camine?

La edad del inicio de la marcha en el niño puede variar y considerarse normal desde los 8 meses hasta los 18 meses y sólo después de esta edad es cuando sí se deberá sospechar que existe algún retraso motor o la presencia de algún trastorno neuromuscular que no haya sido diagnosticado antes.

Por lo general, el 5 de cada 10 niños comienza a dar sus primeros pasos cuando tienen un año de edad. Entre los 13 y los 16 meses 95 de cada 100 ya son capaces de dar 6 pasos o más sin ninguna ayuda. Solamente el 5 de cada 100 de los niños no camina después de los 16 meses de vida pudiendo deberse a que estemos ante un niño que tiene un ritmo de desarrollo motor más lento que los demás niños y simplemente requiera más tiempo o a alguna causa orgánica como una anemia no diagnosticada.

Sin embargo, cuando el niño tiene 18 meses y no camina o no da aún más de 6 pasos de manera independiente se considera un **retardo en la aparición de la marcha** por lo que debe ser evaluado por el ortopedista para averiguar la causa e iniciar el tratamiento adecuado.

¿Pero si mi hijo tarda en comenzar a caminar puede deberse a alguna enfermedad?

Por supuesto que puede deberse a alguna enfermedad, pero esto **lo debe determinar el Pediatra**, algunas causas orgánicas que se deben tener presente son:

- Una enfermedad neuromuscular como la _parálisis cerebral_.

- Que tenga algún grado de retardo mental.

- Algún defecto osteoarticular congénito o adquirido como la displasia del _desarrollo de la cadera_ o la osteogénesis imperfecta.

Mi hijo camina en la punta de los pies, ¿me debo preocupar?

A esta forma de caminar se le llama también "tip toe walker". Se puede considerar normal que el niño lo haga hasta los 3 años de edad, pero si persiste después de esta edad se debe evaluar para buscar posibles causas ya que, su **diagnóstico** es **de exclusión** porque primero deben descartarse otras anormalidades como lo son la _diplejía espástica leve_, que es un tipo de _parálisis cerebral_, las lesiones de la médula espinal y algunas alteraciones musculares como _distrofia muscular_.

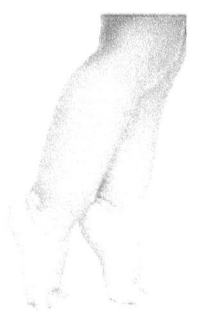

Niño caminando en punta de pies

¿Por qué los niños que empiezan a caminar andan con las piernas tan abiertas y los pies hacia afuera?

Por una cuestión de equilibrio. Es como cuando uno aprende a andar en bicicleta, mientras controlamos el equilibro somos torpes, pero en la medida que practicamos vamos mejorando. Lo mismo sucede con el niño que comienza a caminar, no lo ha hecho antes y sus músculos no son expertos en caminar ni en mantenerse de pie, por esto **necesitan abrir mucho las piernas para mantener el equilibrio**. Lo que se ira corrigiendo en la medida que caminen más y vayan controlando del equilibrio.

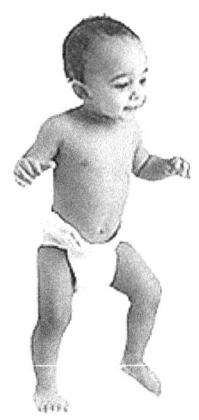

Actitud del niño que aprende a caminar. Tiene los pies separados para aumentar la base de sustentación y los miembros superiores en posición para apoyarse en caso de caer.

¿Qué zapatos le pongo cuando comienza a caminar, no me gusta que ande descalzo?

Cuando el bebé comienza a caminar lo frecuente es que lo haga en casa y aunque esto les moleste a los padres, lo más recomendable es que lo haga descalzo porque permite un mejor contacto del pie con el suelo y un mejor desarrollo de los músculos del pie y la pierna. En caso de que esté haciendo frío se le puede poner medias, calcetines o calcetas con antirresbalante lo que va a impedir que se caigan y no va a limitar los movimientos del pie.

Si el niño va a salir a la calle lo ideal es colocarle unos zapatos con suela flexible que adopten la forma del pie al caminar porque en el caso de la suela demasiado dura o rígida, va a impedir la flexión normal del pie y le va a incomodar, además de que puede hacer que se caiga con más frecuencia. El zapato debe ser liviano o ligero, para que no lo canse al caminar y anchos en la punta para que los dedos se muevan con libertad.

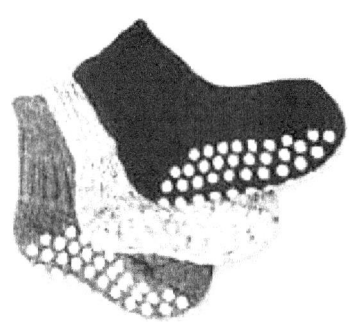
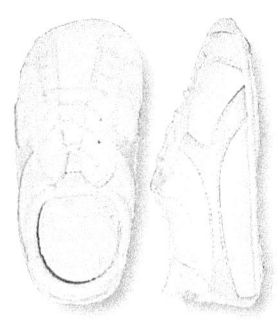
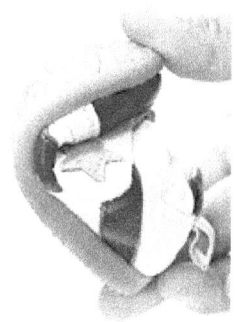

Calcetines antirresbalantes	**Zapato ideal: flexible, liviano y ancho**	**El calzado debe ser flexible**

¿Es verdad que mi hijo crece mientras duerme?

Sí, es verdad, el crecimiento en longitud de los huesos de su hijo sucede en mayor medida durante la noche y es estimulado por la _somatomedina_, la hormona del crecimiento que tiene un incremento mayor de producción durante la noche. Al contrario sucede con los músculos que crecen principalmente durante el día por la actividad física que realizan los niños a través del juego, es decir por la contracción y el estiramiento muscular. Se ha calculado que el niño necesita tener **entre 90 a 120 minutos (1 hora y media a 2 horas) de actividad física diaria** para que el crecimiento muscular longitudinal sea acorde al crecimiento óseo. Por eso es tan importante estimular la actividad física en los niños.

¿Es bueno o malo el uso del andador? ¿Ustedes lo recomiendan?

El **andador** o andadera es un asiento rodeado por una baranda unida a una base con ruedas que permite al niño desplazarse gracias al impulso que se da con las piernas. Aunque el andador es uno de los artículos que más utilizan los padres para **ayudar a sus hijos a caminar**, está comprobado que su acción **no es tan favorable** como se cree.

La supuesta **capacidad del andador** de apoyar a los bebés para que aprendan a andar erguidos es falsa. Esto se debe que a pesar de que el niño realiza los movimientos o gestos similares a los de caminar, no ejercita en lo absoluto el equilibrio, ni aprende a sostener su cuerpo sobre sus piernas. Al contrario, sus piernas realizan movimientos que son ineficientes y les pueden causar problemas a futuro como lo es el caminar en la punta de los pies y no con toda la planta. Otro inconveniente del uso del andador es que el niño tampoco aprende a mover sus brazos en forma alternante lo que es fundamental para **coordinar el equilibrio** y **aprender a caminar.**

Sin embargo, **no todo es negativo**, el andador se puede ver y usar como un **juguete** para los niños, siendo la edad promedio en la que se suele utilizar alrededor de los diez meses. Pero debe usarse sólo en **pocos momentos** del día y siempre al cuidado de un adulto para evitar accidentes porque, como ya sabemos, el niño no tiene noción del peligro y puede provocarse un accidente grave como podría ser caerse por alguna escalera o volcarse o golpear algún estante y que le caiga un objeto pesado o caliente encima. Basándonos en esto último, recomendamos que si quiere hacer algo que requiera de su atención debe dejar al niño en un lugar seguro, ya sea en un corral o en un espacio delimitado en el piso donde no existan riesgos.

Tampoco debe dejar al niño todo el día en el **andador**, basta con algunos minutos como lo haría con cualquier otro juego. Debe quedar claro que el andador no enseñará más rápido a caminar al bebé, usted debe verlo sólo como un **juguete**, un juguete que permite a los niños sentirse libres cuando están en él. El niño se emociona y entretiene, además, puede alcanzar e investigar objetos de su mundo que hasta ahora le estaban prohibidos.

Como recomendación: algunos tipos de andadores tiene ubicados al frente del niño una mesa de juegos interactivos con ruidos de animales, música y letras. Estos son un aporte para el desarrollo y la **estimulación** de los niños.

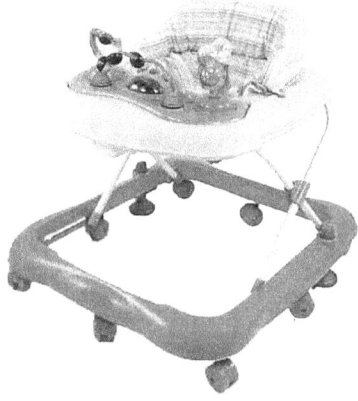

Modelo típico de andador

13

MI HIJO SE CAE MUCHO

Doctor, me preocupa ver que mi hijo se cae con mucha frecuencia aunque ya tiene varios meses que comenzó a caminar. El pediatra me dice que es normal. ¿Es eso verdad?

Bueno, en realidad, es difícil concluir si un niño se cae mucho o se cae poco porque no existe una regla o un patrón que nos permita medirlo o cuantificarlo. A no ser que su hijo se caiga cada vez que comienza a andar, lo normal es que durante los primeros años de vida, es decir desde 1 a 4 años, las caídas sean frecuentes. Esto se debe al patrón de maduración de la marcha normal del ser humano, en el cual es determinante **el control progresivo del equilibrio** que va adquiriendo el niño a medida que aprende a caminar.

La marcha es el resultado de un **proceso de maduración neuromuscular** que va precedido de varias etapas ordenadas y sucesivas. En estas etapas primero el niño se arrastra, luego gira, después se mantiene sentado solo, continúa con el gateo torpe o inmaduro, luego con el gateo maduro, siendo en este momento más veloz y más hábil. Después se para torpemente y, progresivamente va controlando el equilibrio, hasta que llega a caminar y finalmente a correr. En todas estas etapas el niño va probando y mejorando constantemente su capacidad motora. Es similar a aprender a andar en bicicleta o en patines un proceso progresivo de control del equilibrio.

Lo normal es que al iniciar sus primeros pasos, el niño camine con la punta de los pies hacia fuera y con las piernas un poco más separadas de lo habitual, con esto amplia la base de sustentación y mantiene mejor el equilibrio. Por esto es lógico pensar que **al principio las caídas serán por desequilibrio**, algunas veces serán porque se tropiece y otras por falta de coordinación, pero lo normal es que al cabo de unos 2 o 3 meses las caídas vayan disminuyendo hasta desaparecer alrededor un año **después** de haber iniciado la marcha.

Aun así, hasta el final del segundo año o principios del tercer año, el niño todavía puede tropezar con cualquier irregularidad del suelo, como puede ser una arruga en la alfombra, un pequeño desnivel del suelo. Y adquiere la marcha similar a la del adulto alrededor de los 7 años

Evolución de la Marcha Normal del Niño	
A los 7 meses	Reptación o rastreo (se arrastra).
A los 8 meses	Se mantiene en pie si se le dan las dos manos.
A los 10 meses	Gateo (abdomen muy próximo al suelo).
A los 11-12 meses	Gateo como un oso.
A los 13-15 meses	Marcha independiente.
A los 5-7 años	Marcha parecida a la del adulto.

Con base a todo esto, podemos concluir que las **caídas de niño** que aprende a caminar **son normales,** pero en caso de dudas se necesitará de la evaluación por el médico especialista (pediatra u ortopedista), para concluir si no lo es.

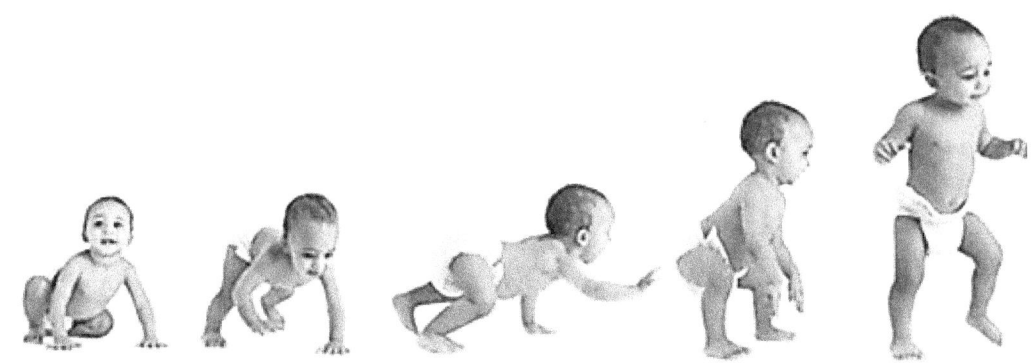

Fases de gateo, control de equilibrio y marcha con base de Sustentación ancha (pies separados)

Esto sería lo considerado como normal, pero ¿qué sucede si el niño no va disminuyendo sus caídas o al contrario resulta que se cae más frecuentemente?

Si la frecuencia de las caídas no va disminuyendo con el tiempo, entonces hay que observar si es porque el niño se resbala o se tropieza, ya que es muy diferente si la caída es porque se está resbalando por culpa del calzado y por eso se recomienda el usar zapatos o calcetines con antirresbalante; o porque se está tropezando porque se le atoren los zapatos, debido a que son muy grandes o muy pesados como cuando usa zapatos ortopédicos.

Otra causa puede ser por un choque de las rodillas como en el caso del genu valgo (piernas en equis "X") en donde las rodillas están muy juntas y la mecánica de la marcha hace que al chocar entre ellas se ocasione la caída. También pude deberse a que **las puntas de los pies** en lugar de orientarse en línea recta o discretamente hacia afuera **apuntan hacia dentro**, es decir, el niño mete los pies al caminar como es el caso de la torsión tibial interna de la tibia o la anteversión exagerada del fémur, o por un aducto de antepié que es el pie en forma de riñón.

Otra razón puede ser por debilidad de los músculos de los muslos y piernas como es el caso de algunas enfermedades de origen neurológico o muscular como sucede en la espina bífida, secuelas de prematurez, miopatías, etc.

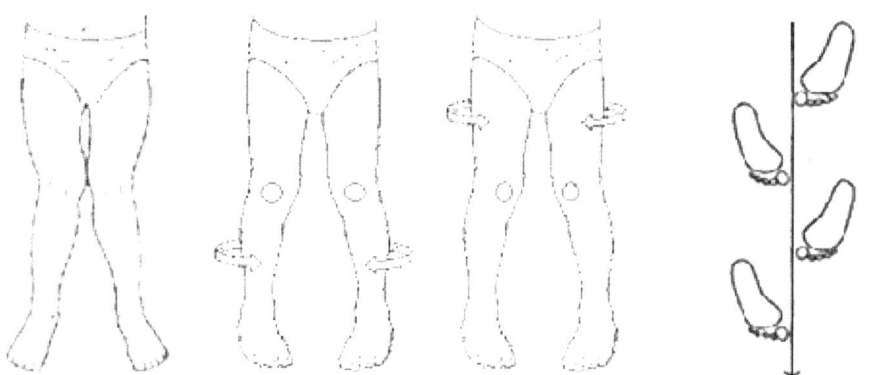

Aquí podemos ver el genu valgo (izquierda) que produce choque de las rodillas y, la torsión tibial interna (centro) y la anteversión femoral (derecha). Estas 2 últimas malalineaciones producen marcha intrarrotada. Todas ellas pueden predisponer al niño a las caídas.

¿Cómo puedo ayudar a mi hijo para que camine más rápido y se caiga menos?

Si el médico después de examinar a su hijo, determina que todo está bien, usted puede ayudarlo en el proceso de maduración de la marcha. Para ello es importante **evitar sobreprotegerlos** y no cometer ciertos errores que, aunque es con buena intención, perjudican y retrasan el desarrollo óptimo de la marcha del niño. Estos errores son:

- El no permitirle desplazarse libremente en espacios amplios,

- Que experimente con superficies diferentes,

- Darle un margen de confianza suficiente para que experimente por sí mismo,

Cuando le damos cierta libertad, le permitimos al niño que entrene y desarrolle las sensaciones propioceptivas que le ayudarán a controlar más su cuerpo y a disminuir las caídas, recuerde que para los niños aprender a caminar es como aprender a andar en bicicleta: **tiene que ir controlando el equilibro progresivamente**. Por lo que se recomienda que lo deje correr por suelos irregulares, que camine descalzo en la casa, playa, la arena o el césped. Todo esto siempre dentro de unas medidas básicas de seguridad. Si se cae y llora réstele importancia, sin embargo anímelo para que siga adelante, valorando su esfuerzo.

¿Que es importante recordar?

Que la función del **control del equilibrio** consiste en mantener relativamente estable el centro de gravedad del cuerpo a pesar de las influencias del medio, por ello, el equilibro forma parte de la vida cotidiana de todo ser humano, a cada momento y en cada movimiento la estructura corporal necesita de estabilidad.

Que es normal que el niño en sus primeros años de vida se caiga con cierta frecuencia porque **está aprendiendo a controlar el equilibrio,** pero en la medida que "más practique", es decir, que juegue, corra, salte, etc., mejor y más pronto será este control de su equilibrio.

14

HABLANDO SOBRE EL CRECIMIENTO DE MI HIJO

¿Todos los niños crecen por igual?

No, aunque los niños están creciendo constantemente, no todos crecen por igual sino a su propio ritmo y esto depende fundamentalmente de la herencia, la alimentación, la intensidad actividad física que realicen, etc.

Además, el crecimiento del niño cursa normalmente con periodos de aceleración y de enlentecimiento y sigue unos patrones ya conocidos que se han dividido en 3 etapas:

1. Una etapa que va **desde el nacimiento hasta los cinco años** de edad en donde el crecimiento promedio anual es de unos 10 centímetros lo representa un crecimiento al final de esta etapa de unos 50 centímetros.

2. Una segunda etapa que va **desde los 5 años hasta el inicio de la adolescencia**, que sería hasta los 10 años en el caso de las niñas y hasta los 12 años en los niños, siendo el crecimiento promedio anual esperado de unos 5

centímetros, lo que significaría un crecimiento al final de esta etapa de unos 25 a 30 cms.

3. Una tercera etapa que va **desde la adolescencia hasta el final del crecimiento** estimado hasta los 16 años en las niñas y hasta los 18 años en los niños, con un promedio esperado de 6 centímetros por año en las niñas y hasta 12 centímetros por año en los niños.

Estos son valores promedios pues, realmente, el crecimiento final del niño depende como ya nombramos de la herencia, de la nutrición y de la presencia de otras alteraciones de tipo traumático, endocrinológico o metabólico.

He oído que existe una edad cronológica y una edad ósea, ¿Son lo mismo? ¿En qué se diferencian?

No, no son lo mismo. La **edad cronológica** es la edad que contabilizamos normalmente desde el nacimiento del niño. Son los años, meses y días de vida que tiene el niño.

La **edad ósea**, es la actividad de los *núcleos de osificación* de los huesos que transforman en forma progresiva el tejido fibroso o cartilaginoso del niño en tejido óseo calcificado del adulto, es decir cambia el esqueleto inmaduro y cartilaginoso del niño al esqueleto óseo y maduro del adulto y, aunque no es 100% exacto, es el parámetro más confiable para **calcular o predecir el potencial de crecimiento** del niño.

Para calcular la edad ósea del niño o adolescente, se realizan radiografías de las manos del niño y se compara la presencia de núcleos de osificación de los huesos del carpo y de las falanges con una cartilla o Atlas, en la que están representadas también en radiografías los núcleos de osificación que van apareciendo de acuerdo a la edad del niño. Como ya lo mencionamos es un parámetro muy confiable para determinar el potencial de crecimiento del niño.

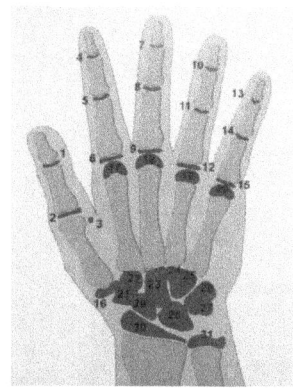
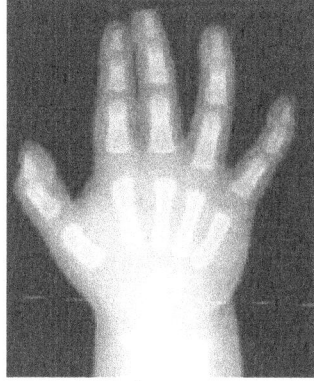
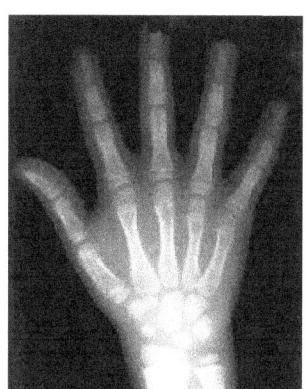

Núcleos de osificacion de la mano   **Niño de 3 meses**   **Niño de 7 años**

Las zonas "transparentes" que se observan en la radiografía del centro son zonas no calcificadas o cartilaginosas por eso no se ven, a diferencia de la radiografía de la derecha en que están más calcificados

¿Qué eventos pueden alterar el crecimiento normal de mi hijo?

Existen varios eventos de diferente índole que podrían producir alteraciones en la *placa* o *núcleo de crecimiento*. Estos eventos pueden ser **localizados** como ocurre en los traumatismos o fracturas de la placa que producen detención del crecimiento de ese hueso o una deformidad angular. Y otro grupo que afecta **múltiples** placas de crecimiento como en las causadas por problemas metabólicos o endocrinológicos que producen enlentecimiento del crecimiento y por consecuencia talla baja.

¿Qué son las placas o núcleos de crecimiento?

Las placas o núcleos de crecimiento se encuentran en los huesos largos de niños y jóvenes y son áreas localizadas en los extremos de los huesos donde hay tejido en crecimiento. Cada hueso largo tiene como mínimo dos placas: una en cada extremo y es aquí donde crecen los huesos largos. Cuando los jóvenes dejan de crecer, las placas de crecimiento se cierran y toma su lugar hueso sólido.

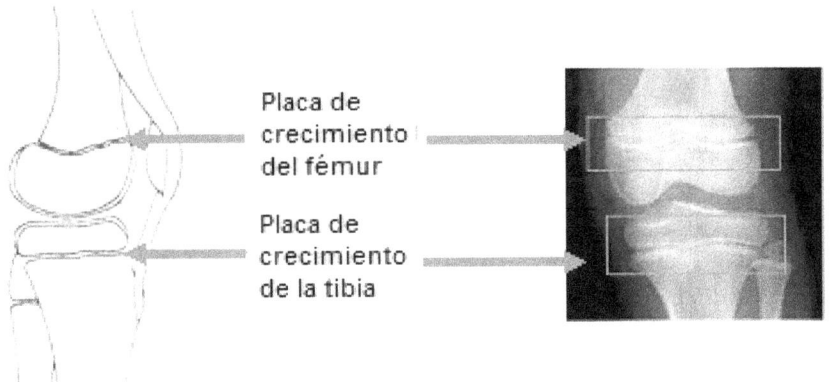

¿Son lo mismo los núcleos de osificación que las placas o núcleos de crecimiento?

No, para nada son lo mismo. Los núcleos de osificación son los sitios de cada hueso donde el hueso inmaduro se convierte en hueso maduro. Las placas de crecimiento son las zonas en donde crecen los huesos.

¿Cuáles son los eventos traumáticos más frecuentes que pueden alterar el crecimiento de los huesos?

Las lesiones más frecuentes que alteran el crecimiento del hueso en niños y adolescentes ocurren en las *placas de crecimiento* porque son las partes más débiles del esqueleto inmaduro, que es el esqueleto que está creciendo. Estas lesiones se clasifican como un **tipo de fracturas** y ocurren con más frecuencia generalmente en la muñeca (el radio) o los huesos de las rodillas (fémur distal y tibia proximal), los tobillos (tibia distal), o las caderas (cuello del fémur).

Los varones sufren fracturas en las placas de crecimiento con el doble de frecuencia que las niñas debido a que son físicamente más activos y a la práctica de actividades deportivas más exigentes.

Se describirán con más detalle en el capítulo Lesiones traumáticas en el niño y el adolescente.

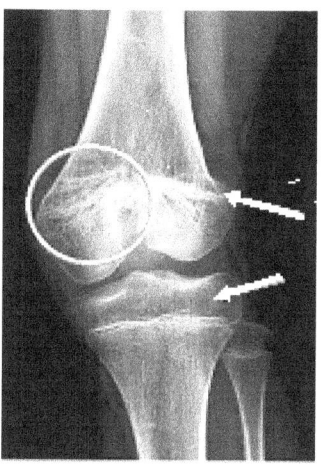

Niño de 10 años con cierre parcial por una fractura de la placa de crecimiento del fémur (circulo), las flechas señalan las placas normales

¿Por qué se puede producir retardo en el crecimiento de mi hijo?

Las causas no orgánicas más frecuentes son 2:

1. El Retraso de talla constitucional.
2. El Retraso de talla familiar.

¿Qué es el retraso de talla constitucional?

Es un cuadro clínico en el que los niños **son pequeños** porque tienen una maduración ósea **más lenta** que lo normal. Se ve con más frecuencia en varones. Lo característico es que tengan una talla normal al nacer, la velocidad de crecimiento en comparación con los niños de su edad se va desacelerando, pero mantienen una curva de crecimiento estable en los percentiles bajos, como el percentil 3, lo que quiere decir que, de 100 niños estudiados, 3 son igual o más bajos que él.

En el retraso de talla constitucional, la **talla** y **edad ósea se atrasan proporcionalmente** entre 2 y 4 años con relación a la edad cronológica que tiene el niño. El inicio puberal es más tardío en relación al promedio, pero **lo normal** es que alcance una talla final de acuerdo a su carga genética. No existe ningún síntoma porque no se debe a ninguna enfermedad. Puede o no existir el antecedente de retardo del desarrollo puberal en los padres u otros familiares cercanos. Lo frecuente es que no requieran ningún tratamiento, puesto que el pronóstico de talla final es normal.

¿Qué es el retraso de talla familiar?

Es probablemente **la causa más común** de talla baja. Estos niños son pequeños porque su **carga genética** así lo determina. La talla de nacimiento es normal o baja, luego desaceleran su crecimiento en los primeros años de vida, para continuar posteriormente con velocidad normal baja, creciendo por debajo de la edad promedio de los otros chicos de su edad cronológica.

En el retraso de talla familiar la **edad ósea es concordante con la edad cronológica** al contrario del retraso de talla constitucional en que, como ya se mencionó, sí hay discordancia. La pubertad se inicia a la edad promedio y la talla final es baja, pero concordante con la carga genética familiar. Toda la evaluación de laboratorio es normal. No se ha encontrado tratamiento que modifique significativamente su talla final.

¿Cuáles son las causas orgánicas que pueden producir un retardo en el crecimiento y una talla final baja?

Pueden ser por:

1. Enfermedades sistémicas no endocrinas
2. Enfermedades sistémicas endocrinas

¿Cuáles son las enfermedades sistémicas no endocrinas?

Cualquier enfermedad **crónica** puede interferir en el crecimiento del niño y condicionar una talla baja final. Lo característico de estos retrasos de crecimiento es que mantienen la proporción corporal, llevan una velocidad de crecimiento por debajo de lo normal y la edad ósea está atrasada con respecto a la edad cronológica. Entre estas están:

1. **Enfermedades gastrointestinales**: los *síndromes de malabsorción* como en la enfermedad celiaca y las *enfermedades inflamatorias intestinales crónicas* como la colitis ulcerosa y la enfermedad de Crohn. Estas enfermedades producen un grave retardo del crecimiento, ya sea por pérdidas a través de las heces en el caso de la enfermedad celiaca, como por pérdida del apetito como ocurre en las enfermedades inflamatorias. No siempre existe historia de diarrea, debiendo descartarse estas

enfermedades en el estudio de los niños con talla baja, especialmente si se acompaña de retraso de la edad ósea importante.

2. **Enfermedades respiratorias**: dentro de las enfermedades respiratorias, los *síndromes bronquiales obstructivos crónicos*, especialmente cuando requieren de terapia con *corticoides* por tiempo prolongado, son causa importante de detención del crecimiento.

3. **Nefropatías crónicas:** producen trastornos del crecimiento a través de diversos mecanismos: la más común de ellas es la *acidosis tubular renal*, en esta enfermedad se producen pérdidas de sodio, potasio y calcio por la orina provocando en algunos casos intensos retrasos del crecimiento.

4. **Anemias**: la hemoglobina necesita del hierro para transportar el oxígeno, por lo que en las anemias por falta de hierro y las anemias hemolíticas en las que se destruye el glóbulo rojo, como la talasemia, se asocian a retraso del crecimiento, explicado por una baja cantidad de oxígeno en los tejidos, un mayor gasto energético por el sistema cardiovascular, mayores demandas por aumento en la producción de glóbulos rojos o hematopoyesis.

¿Cuáles son las enfermedades sistémicas endocrinas?

Son poco frecuentes, representan entre un 5% a 10% de todos los casos de retraso de crecimiento.

1. **Déficit de hormona de crecimiento (hGH).** Es más frecuente en varones que en niñas en una proporción de 4 varones por cada niña con una frecuencia de 1 en 5 mil. La causa es un defecto en la **secreción** (se produce poca) o **acción** (de mala calidad) de la hormona de crecimiento. Se debe sospechar su alteración en niños con retraso de talla proporcionado y velocidad de crecimiento disminuida. La pubertad está siempre retrasada. El tratamiento de sustitución con hGH sintética y su seguimiento deben hacerse bajo la supervisión de un centro especializado.

2. **Déficit de hormonas tiroideas.** A este déficit en la producción de hormonas tiroideas se le llama **hipotiroidismo** y produce un grave retardo del crecimiento y del desarrollo óseo y neurológico. Lo más grave es el compromiso neurológico porque produce **retardo mental** si el trastorno se presenta antes de los dos años de edad y no se detecta y se corrige precozmente. Puede ser **congénito**, es decir, el niño nació con él y aunque tiene talla normal al nacer, presenta un rápido deterioro postnatal del crecimiento estatural y del desarrollo psicomotor. O puede ser **adquirido**, lo primero que sucede es la detención del crecimiento, El diagnóstico se confirma midiendo los niveles en sangre de las hormonas tiroideas: T4L y TSH. Y el tratamiento es suministrar las hormonas tiroideas.

3. **Exceso de glucocorticoides.** Generalmente se debe a terapias con dosis farmacológicas de glucocorticoides por tiempo prolongado lo que provoca una disminución de la secreción de hormona del crecimiento y retrasa el crecimiento. Debe descartarse en todo **niño obeso que reciba corticoides** por largo tiempo para tratar alguna enfermedad, como la artritis reumatoide juvenil. por

ejemplo, y que tenga mal ritmo de crecimiento. Recordemos que el niño obeso por exceso en la ingesta calórica habitualmente es más grande que lo esperado para la carga genética.

¿Cómo podría calcular cual será la talla final de mi hijo?

Basado en muchas investigaciones se ha ideado una fórmula matemática que permite calcular la estatura que tendrá un niño cuando sea mayor, aunque la cifra puede variar en ocho centímetros en más o en menos. Me explico:

Si el cálculo obtenido aplicando la fórmula resultase: 1,80 cm., se estima que el niño podría crecer hasta 1,88, o bien pararse en 1,72 cm. Lo que sí que es cierto es que no será más alto ni más bajo que estas dos medidas límites. He aquí como aplicar la fórmula:

Si es una niña:

De la estatura del papá en centímetros, reste el número 13.

Sume el número obtenido a la altura de la madre y divídalo por dos.

El número que resulta corresponde a la altura media que la niña alcanzará de adulta, con una variable de 8 centímetros de más o de menos.

Ejemplo:

Estatura del papa: 180 cms. Estatura de la mamá: 170 cms

180 cm (estatura papá) - 13 = 167

167+170 cm (estatura mamá) = 337
337/2= 168,5 centímetros.

Es decir que la estatura definitiva que puede alcanzar esta niña al final de su crecimiento estará entre los: 160,5 cms y los 176,5 cms.

Si es un niño:

A la estatura de la mamá en centímetros, sume el número 13.

Sume el número obtenido a la altura del padre y divídalo por dos.

El número que resulta corresponde a la altura media que el niño alcanzará de adulto, con una variable de 8 centímetros de más o de menos.

Ejemplo:

Estatura del papa: 180 cms. Estatura de la mama: 170 cms

170 cm (altura mamá) + 13 = 183
183+180 cm (altura papá) = 363
363:2= 181,5 centímetros

Es decir que la estatura definitiva que puede alcanzar este niño al final de su crecimiento estará entre los 173,5 cms y los 189,5 cms,

¿Que es importante recordar?

El crecimiento del niño es algo que preocupa con mucha frecuencia a los padres, pero afortunadamente las causas orgánicas son muy poco frecuentes, la mayoría se debe al retardo constitucional o talla baja familiar por lo que al final el adolescente puede lograr una estatura promedio. Sin embargo, ante cualquier duda se recomienda siempre la evaluación del especialista para descartar otras causas.

15

LESIONES TRAUMÁTICAS EN EL NIÑO Y ADOLESCENTE

Las actividades deportivas de carácter competitivo en los niños y adolescentes, han aumentado considerablemente y con ello también han aumentado las lesiones musculoesqueléticas por esta causa.

Si bien, aunque lo más frecuente es que estas lesiones se produzcan en cualquier actividad deportiva de competencia, también pueden suceder durante el juego diario.

¿Por qué son diferentes las lesiones deportivas en los niños y adolescentes con relación a las del adulto?

Las lesiones deportivas en este grupo de edad son diferentes a las del adulto porque los niños y adolescentes tienen factores anatómicos particulares relacionados con el crecimiento y desarrollo del sistema musculoesquelético. Pues tanto los músculos, tendones y ligamentos como las cápsulas articulares de los niños y adolescentes se desarrollan en respuesta al **crecimiento óseo**. En esta etapa, el hueso crece más rápido que los músculos y los tendones que lo rodean, lo que produce un **desbalance** osteomuscular y una disminución de la

185

flexibilidad global. Este desbalance los hace más vulnerables a las lesiones, particularmente durante el período de **rápido crecimiento.**

¿Cómo se producen las lesiones deportivas?

Las lesiones pueden ser agudas o crónicas. Entre las agudas tenemos las provocadas por trauma directo o indirecto y entre las crónicas están las lesiones por sobreuso.

15.1.- LESIONES POR TRAUMA DIRECTO O INDIRECTO

¿Cuáles son las lesiones por trauma directo?

Se deben a **un agente externo que golpea directamente** la articulación, el músculo o la extremidad como patadas, codazos, puñetazos, una pelota o un balón, o por el contacto con un objeto duro como el suelo o un poste. Este agente externo produce un daño cuya gravedad depende de la magnitud del traumatismo y del estado funcional y de la posición del músculo o la articulación en el momento del impacto. Este daño puede ser de leve, moderada o severa magnitud.

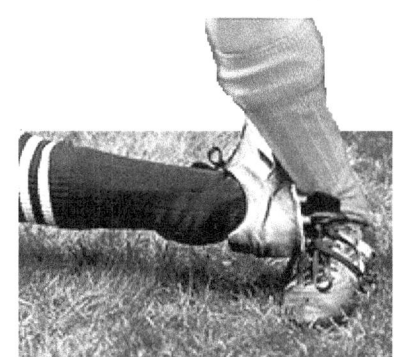

Lesión del tobillo por trauma directo

¿Cuáles son las lesiones por trauma indirecto?

En estas lesiones el punto de aplicación de la fuerza o agente externo, está **alejado** del foco de la lesión; por lo que las fuerzas involucradas tienden a torcer o angular la **articulación** (como sucede en el esguince de tobillo o en la ruptura del ligamento cruzado anterior) o, el **hueso** (como en las fracturas de tobillo) o, al elongar o contraer en forma súbita un **músculo** (como sucede en los desgarros musculares).

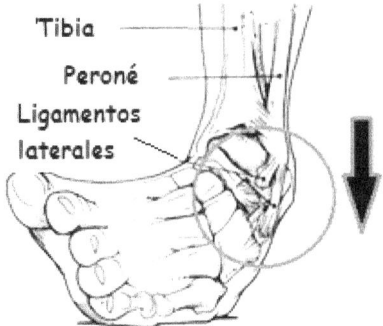

Tibia
Peroné
Ligamentos
laterales

Lesión del tobillo izquierdo por mecanismo indirecto (inversión forzada de la articulación). La severidad puede ir desde una distensión simple hasta una ruptura total del ligamento lateral del tobillo o una fractura del peroné.

¿Cuáles son las lesiones musculares más frecuentes durante la práctica deportiva?

1. Espasmos.
2. Distensión.
3. Desgarros.

¿Qué son los espasmos musculares o calambres?

Son contracciones musculares bruscas muy dolorosas, de corta duración e involuntarias, causada por diversos mecanismos como pueden ser: la irrigación insuficiente del músculo, una contusión o el desequilibrio hidroelectrolítico que se produce por la pérdida de electrolitos como sucede con los maratonistas que sólo toman agua durante la carrera, también puede producirse por la sobrecarga de trabajo muscular, o el uso de vendajes muy ajustados.

¿Cuál es el tratamiento de los calambres musculares?

El tratamiento consiste en estirar o elongar el músculo contraído por unos 30 segundos hasta que ceda la contracción y dar un ligero masaje para controlar el dolor e incrementar el flujo sanguíneo. Se puede prevenir haciendo pausa cuando haya síntomas de fatiga, calentando los músculos antes de entrenar o competir, reponiendo los electrolitos al hidratarse, evitando vendajes ajustados.

¿Qué es la distensión muscular?

Es la **lesión microscópica** del músculo, que se origina cuando se sobrepasan sus límites normales de elasticidad, produciéndose un sobreestiramiento de las fibras **sin que exista** un daño anatómico ni ruptura **visible**. En la zona lesionada se presenta dolor intenso y súbito que disminuye rápidamente aunque, por lo general, el niño o adolescente es capaz de tolerar la molestia y puede continuar su actividad. La evolución de este tipo de lesión es a la mejoría en forma rápida y favorable en pocos días.

¿Cuál es el tratamiento de la disensión muscular?

Puesto que la distensión muscular es un desgarro leve de las fibras musculares por lo general no requiere más tratamiento que el dejar la actividad deportiva que estaba realizando por unos dos a tres días y tomar algún analgésico tipo ibuprofeno en caso de dolor. Lo normal es que no haya ninguna limitación seria y no debe persistir el dolor, en caso contrario se trata de una lesión de mayor magnitud que requerirá valoración médica.

¿Qué es un desgarro muscular?

Es un tipo de **distensión muscular grave** en la que se produce una **ruptura macroscópica**, parcial o total de la continuidad de las fibras de un músculo. Se manifiesta por dolor intenso y la incapacidad funcional del músculo afectado, además de un hematoma postraumático cuya magnitud puede palparse como un abultamiento a nivel del sitio de ruptura. Puede ser leve, moderado o severo. Para precisarlo se utiliza la ecografía musculoesquelética con la que se puede determinar su ubicación y dimensiones.

Los desgarros musculares pueden producirse de una manera directa, como consecuencia de una contusión o, mucho más frecuentemente, de una manera indirecta como consecuencia de una distensión brusca del músculo producida simultáneamente durante una contracción rápida y fuerte del mismo.

¿Cómo se trata un desgarro muscular?

Para tratarlo se usa el método HICER debe utilizarse de acuerdo al tipo, región, severidad y complicaciones que presente el desgarro. Además de analgésicos, relajantes musculares y reposo de la actividad deportiva. El tiempo estimado de recuperación es en el leve: 8 a 10 días, el moderado 3 a 4 semanas y el grave de 4 hasta 8 semanas.

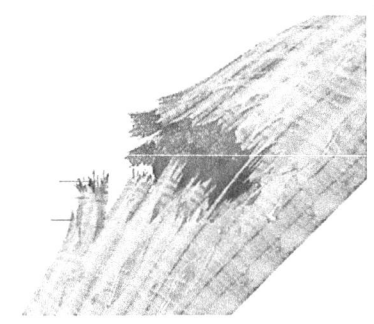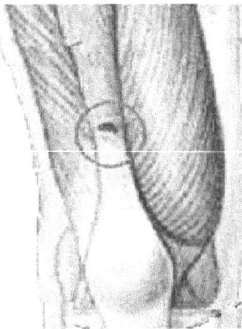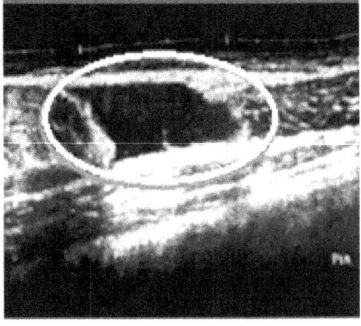

Desgarro muscular del recto anterior del cuádriceps

Ecografía mostrando un desgarro total. La zona oscura corresponde al hematoma

¿Qué es un esguince?

Los esguinces o torceduras son lesiones de uno o más ligamentos que se producen cuando existe un movimiento forzado de la articulación más allá de sus límites normales. La magnitud del daño va desde la distensión simple hasta la ruptura del o los ligamentos. También puede haber una lesión de la cápsula articular. El esguince más frecuente es el del tobillo, pero se puede presentar en cualquier articulación.

Los esguinces se dividen según la intensidad de la lesión en:

Grado 1.- Elongación o distensión (las fibras solamente se estiran).

Grado 2.- Ruptura o desgarro parcial (algunas fibras de los ligamentos se rompen).

Grado 3.- Ruptura total (todas las fibras se rompen).

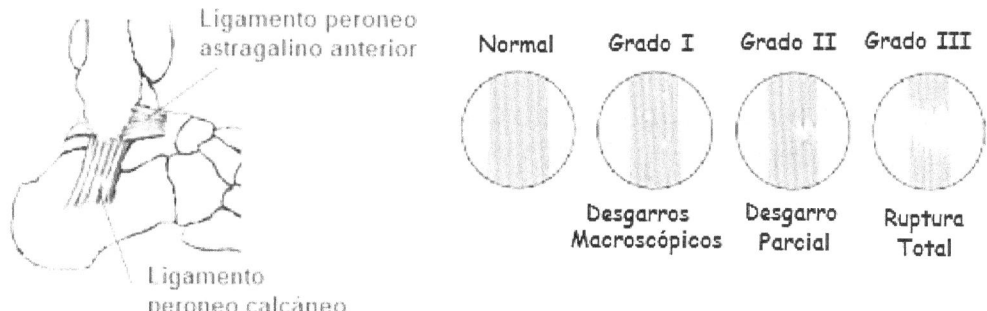

Se manifiesta con dolor, inflamación e incapacidad funcional de la articulación afectada que van desde ligera a importante de acuerdo a la lesión. Cuando existe ruptura ligamentaria puede presentarse _equímosis_ leve a severa. En los esguinces grado II y III hay que tomar en cuenta la posibilidad de fractura ósea, por lo cual es necesario corroborar con estudios radiológicos.

¿Cómo se trata un esguince?

Como tratamiento las medidas generales básicas se realizan a través del método HICER y con medidas específicas, que dependerán del grado del esguince y van desde un vendaje blando o hasta la inmovilización con una bota de yeso.

¿Qué es una luxación?

Una articulación está luxada cuando existe la pérdida del contacto permanente entre las caras articulares, es decir, el hueso "se sale" de la articulación y es consecuencia de un traumatismo de magnitud considerable. Esta pérdida de contacto de las caras articulares puede producir lesiones importantes de las estructuras anatómicas de la articulación y alrededor de ellas (periarticulares) que incluyen la membrana sinovial, las superficies cartilaginosas, las cápsula articular, los ligamentos, tendones, músculos, nervios, vasos.

Después de la luxación cualquiera de estas estructuras puede estar comprimida, pellizcada, desgarrada o arrancada. El niño o adolescente que sufre una luxación presenta dolor intenso, deformación, posición anormal e incapacidad para movilizar y apoyar la articulación afectada.

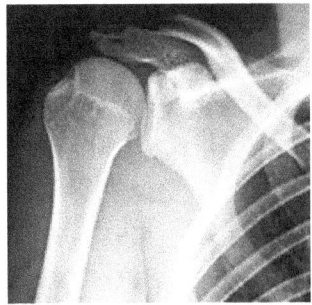 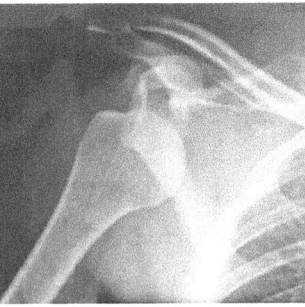 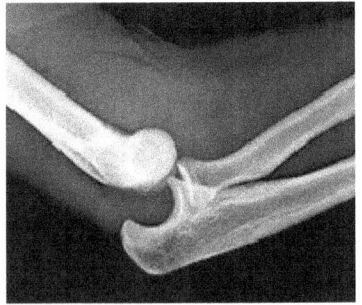

Hombro Normal   **Hombro Luxado**   **Codo Luxado**

¿Cuál es el tratamiento de una luxación?

La luxación articular junto con las fracturas expuestas constituyen una verdadera urgencia en traumatología. El tratamiento debe iniciarse tan pronto sea posible, con el fin de evitar que se agrave por lo que es necesario el traslado inmediato a un hospital para valoración radiológica, descartar alguna fractura y **realizar la reducción inmediata**, evitando de esta manera complicaciones nerviosas y vasculares.

¿Qué es una fractura?

Es la pérdida de la continuidad de un hueso producida por un traumatismo.

¿Son todas las fracturas iguales?

En general las fracturas se clasifican en dos tipos:

1. Fracturas cerradas, en la cual la piel permanece intacta.

2. Fracturas abiertas o expuestas, producen una herida en la piel poniéndose en comunicación el foco de la fractura con el exterior. Son fracturas graves por el riesgo de infección.

En ambas fracturas, tanto abiertas como cerradas, los fragmentos cortantes del hueso roto pueden dañar algún elemento anatómico como vasos sanguíneos o nervios, en estos casos se habla de una fractura complicada.

¿Cuándo podemos pensar que se produjo una fractura?

Cuando el niño o adolescente presenta un dolor repentino y violento posterior a un traumatismo, localizado en la zona lesionada, además de inflamación o edema pudiendo existir o no deformación e incapacidad para mover o apoyar la extremidad. En algunas ocasiones se puede oír el crujido del hueso al romperse.

DISTINTOS TIPOS DE FRACTURA DEL FÉMUR DERECHO

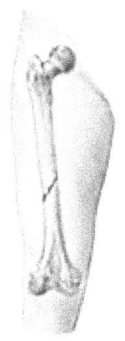 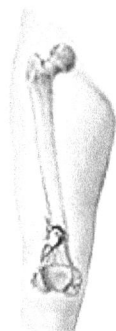 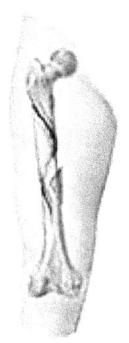 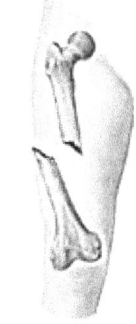

Cerrada, no desplazada, un solo trazo	Cerrada, multifragmentaria, varios trazos	Cerrada, espiroidea, abarca casi toda la diáfisis del hueso	Abierta, desplazada un solo trazo con salida al exterior del hueso

Se ha estimado en hasta un 60% de los ingresos hospitalarios de los niños hasta los 16 años es de causa traumática. La mayoría de estos traumatismos se debe a caídas que, con mucha frecuencia afectan la extremidad superior. Otra causa de fracturas son los accidentes de tránsito (arrollamiento) y los traumatismos deportivos.

Las fracturas en los niños se producen con más frecuencia en la extremidad superior siendo la muñeca y la diáfisis del radio y cubito las más afectadas, seguidas por el humero a nivel supracondíleo, la tibia y la clavícula.

A continuación describiremos brevemente las más frecuentes.

A.- Fractura de radio distal:

Es la fractura más frecuente en el niño y adolescente, se trata de una fractura de la metáfisis distal del radio, cuyo trazo es transversal al eje mayor del hueso y se localiza a unos 2.5 cms de la interlínea articular. Se produce como consecuencia de una caída sobre la palma de la mano en extensión.

En este tipo de fractura existe un desplazamiento o angulación dorsal del fragmento distal del radio, lo que le da la imagen clásica de perfil en **"dorso de tenedor"**. Puede ser de 2 tipos: en tallo verde y completa.

La tipo **tallo verde** solo se fractura una de las corticales, la del lado convexo, manteniéndose integra la del lado cóncavo, similar a como se parte una rama verde en la que no se separan los fragmentos. En este caso el dolor es tolerable, aunque la movilidad de la mano y el antebrazo está limitada y hay deformidad e hinchazón.

En la tipo **completa**, los fragmentos están separados y por lo general, desplazados formando la típica desviación en dorso de tenedor, el dolor es intenso y se acentúa al tratar de mover la mano o el antebrazo, hay gran hinchazón.

El tratamiento depende del grado de desplazamiento. En las de tallo verde por lo general basta con corregir la angulación con maniobras firmes y bajo anestesia o sedación para inmovilizar con un yeso braquiopalmar.

En las fracturas completas, debe reducirse el desplazamiento bajo anestesia y con ayuda del intensificador de imágenes (rayos X), para confirmar la estabilidad o no. En caso de ser estable se inmoviliza con yeso braquiopalmar, en caso contrario requerirá el uso de agujas de Kirschner para estabilizar los fragmentos y colocación de yeso braquiopalmar.

Se debe inmovilizar en promedio por 6 semanas, moviendo constantemente los dedos. La recuperación por lo general es total y sin limitaciones futuras.

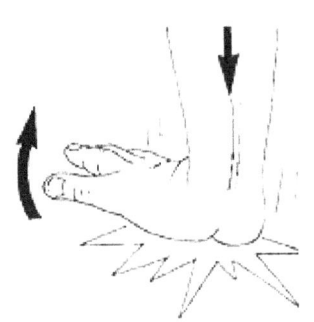

Mecanismo del trauma: caída sobre la mano en extensión

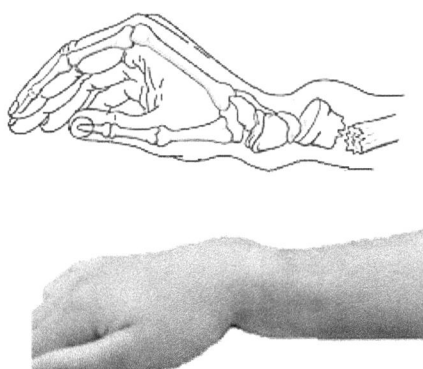

Fractura con desplazamiento en dorso de tenedor. Se ve la deformidad a nivel de la muñeca

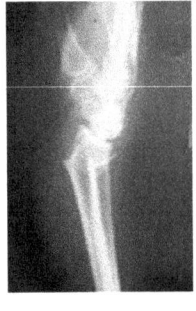

Radiografía en la que se evidencia la fractura en dos planos

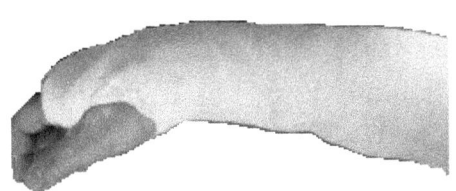

Inmovilización de la fractura con yeso

B.- Fractura supracondílea del humero.

El humero es el hueso del brazo y en estas fracturas se rompe a poca distancia por encima del codo, casi siempre por un mecanismo de caída con el brazo en extensión produciendo un desplazamiento del codo hacia posterior. Estas fractura generalmente ocurren en niños menores de 8 años. Es la fractura más común del codo y una de las más graves porque es caso de desplazamiento puede producir un daño nervioso o un compromiso de la circulación del antebrazo y de la mano. Si no está desplazada se tratara con yeso braquial y, en caso de estar desplazada requerir reducción bajo anestesia y estabilización con agujas percutáneas y valva de yeso.

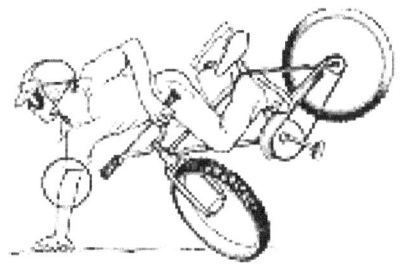

Mecanismo de fractura. Caida sobre el codo en extension

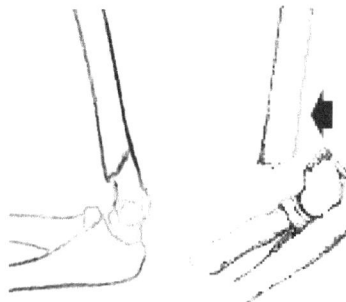

Fractura supracondílea no desplazada (izquierda) y desplazada posteriomente (derecha).

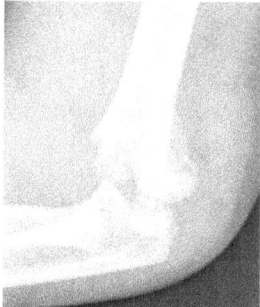

Radiografia de fractura desplazada posteriormente

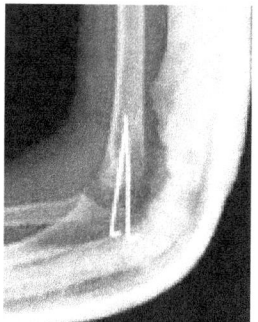

Fractura reducida y estabilizada con agujas y valva de yeso

C.- Fractura de diáfisis de cúbito y radio.

La fractura de cúbito y radio representa hasta el 36% de las fracturas en los niños con dos picos de frecuencia a los 9 años y los 13-14 años. Un 75% de las fracturas son del tercio distal y el 15% en el tercio medio.

Se produce por caídas o al caerle al niño un peso encima a nivel del antebrazo, también por accidentes de tráfico. Con relación a las caídas lo frecuente es que uno de los huesos se rompa totalmente y el otro sufra una fractura en "tallo verde". Por lo general requiere reducción bajo anestesia y yeso braquial.

La fractura de ambos huesos a nivel del tercio distal es la más frecuente (75%). Requiere reducción bajo anestesia general y colocación de un yeso braquial, con controles cada 2 semanas para descartar desplazamiento de la reducción. En caso de que la reducción sea inestable requerirá colocación de agujas intramedulares. Lo importante es reducir lo más anatómicamente posible las fracturas para evitar algún compromiso de la pronosupinación, aunque en un periodo de 4 años en la mayoría de los niños cualquier limitación se reduce hasta hacerse imperceptible.

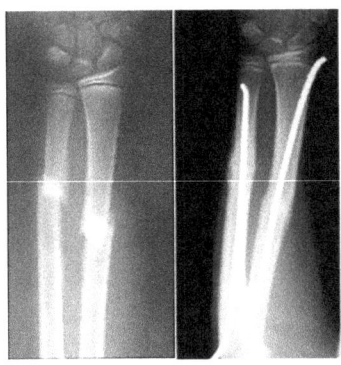

Radiografía de fractura de la diáfisis de ambos huesos del antebrazo (cúbito y radio). Estas fractura por ser muy inestables requieren de fijación con agujas endomedulares

D.- Fractura clavícula.

En los niños mayores se produce por caídas sobre el hombro y se reduce mediante un vendaje en 8, bien almohadillado, durante 3-4 semanas. No requiere cirugía.

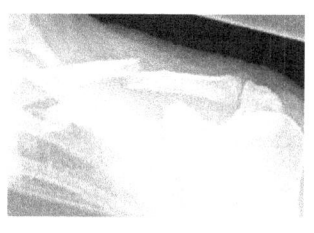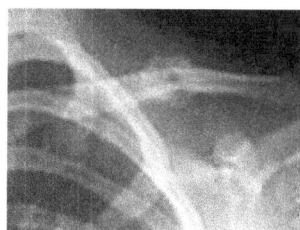

Fractura de clavícula izquierda.
Radiografía superior fractura reciente.
Radiografía inferior en fase de consolidación.
Obsérvese el callo de fractura.

E.- Fractura de diáfisis de la tibia.

La fractura de tibia representa el 15% de las fracturas pediátricas y es la tercera en frecuencia de los huesos largos, siendo más frecuente en el tercio distal. En una tercera parte de ellas también se fractura el peroné. La causa más frecuente son los accidentes de tránsito. El tratamiento de elección es el yeso inguinopédico.

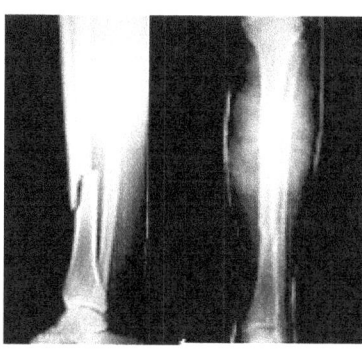

Fractura de tibia en adolescente.
Reducción óptima y estabilización con yeso.

¿Qué es la fisis?

La *fisis o cartílago o placa de crecimiento,* es la porción más débil del esqueleto inmaduro o en crecimiento, es el sitio en donde crecen los huesos largos y su integridad determina un crecimiento normal del hueso. Durante la infancia y adolescencia se calcula que los ligamentos y las estructuras capsulares que rodean a las articulaciones son de dos a cinco veces más resistentes que ella por esto es más fácil que un hueso se fracture a nivel de la fisis a que se luxe.

¿Qué es la metáfisis?

Es la zona del hueso que separa la epífisis de la diáfisis en la que se encuentra el **cartílago de crecimiento.** Cuando finaliza el crecimiento longitudinal del hueso, el cartílago es reemplazado por hueso y la estructura resultante se denomina **línea epifisaria**.

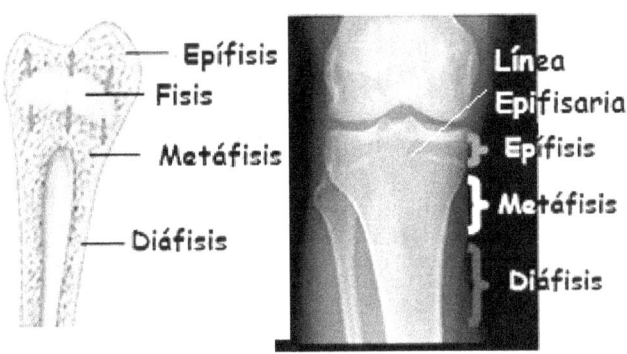

Imagen y radiografía de un hueso largo (la tibia) en la que se observa, a la izquierda, las partes de hueso, con el cartílago de crecimiento señalando con las líneas y llaves el sentido hacia el que crece el hueso y a la derecha la línea epifisaria una vez terminado el crecimiento

¿Cómo se pueden lesionar las fisis y por qué es tan importante tratarlas?

Las lesiones o fracturas de las fisis o placas de crecimiento se producen por traumatismos. La mayoría ocurre por accidentes tales como caídas o golpes fuertes en alguna extremidad, o por sobrepasar el límite normal del rango articular. Esto se debe a que las placas de crecimiento **son la parte más débil** del hueso y la articulación, incluso más débiles que los ligamentos y los tendones que estabilizan la articulación, por lo que un traumatismo que podría producir un esguince en un adulto, en un niño o adolescente puede ocasionar la fractura de la placa.

La importancia de estas lesiones radica en que durante su cicatrización se pueden formar puentes óseos y ocasionar la detención del crecimiento del hueso con la consecuente **deformidad ósea** posterior.

¿Cuáles son las lesiones fisiarias más frecuentes?

Las fracturas fisiarias representan hasta un 22% de todas las fracturas en la infancia y adolescencia y, como ya se mencionó, su importancia resulta del riesgo de detención del crecimiento del hueso y deformidad. Entre estas las más importantes son:

1. *Lesión fisiaria del radio distal o muñeca:* debida a caídas sobre la mano en extensión, requiere reducción bajo anestesia y estabilización con agujas y yeso.

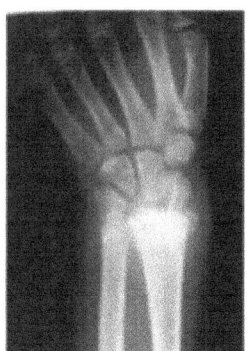 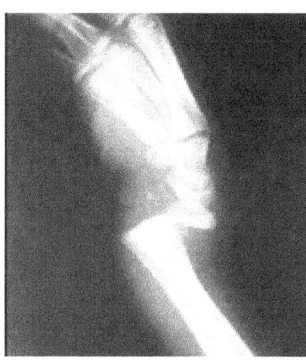 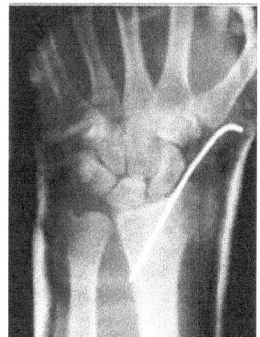

Fractura fisaria del extremo distal del radio en proyecciones anteroposterior y lateral.   Reduccion con aguja y yeso.

2. *Lesión fisiaria del húmero proximal*: ocasionada por un mecanismo violento sobre el hombro que elevan y rotan el brazo. Requiere reducción bajo anestesia y estabilización con agujas y yeso.

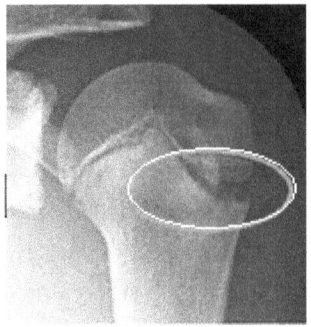

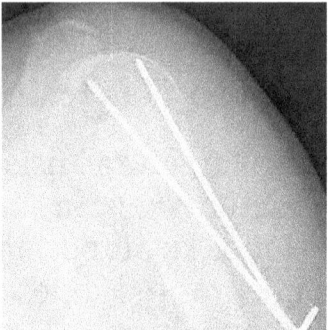

Fractura de fisis del húmero proximal

Reducción con agujas

3. ***Lesión fisiaria del fémur distal:*** Lo importante de estas lesiones es que aunque constituyen solamente el 2% de todas las lesiones fisiarias, se asocian en un 40% a la formación de puentes óseos y deformidad posterior.

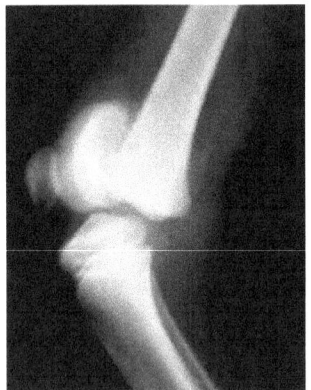

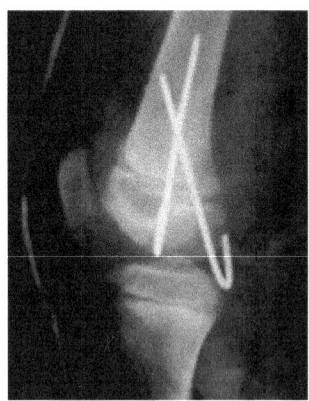

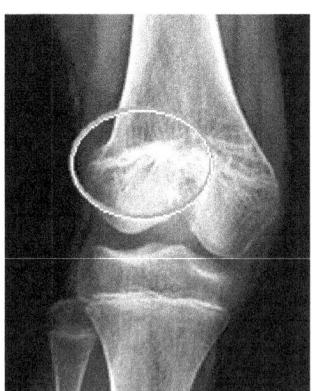

Fractura de la fisis distal del fémur.

Reducción y estabilización con agujas y yeso.

Cierre de la fisis lateral del fémur con deformidad.

¿Cómo se diagnostican las fracturas de las placas de crecimiento?

Primero, el médico averiguará como ocurrió la lesión. Segundo, examinará al niño o adolescente y le hará radiografías para ver si hay fractura. Tercero, se escogerá un plan de tratamiento. Si el médico sospecha de una lesión de la placa de crecimiento pero no se observa en las radiografías, se usan otras pruebas para descartar la fractura, incluyendo una tomografía computarizada, una resonancia magnética, o imágenes de ultrasonido.

CLASIFICACIÓN DE SALTER-HARRIS

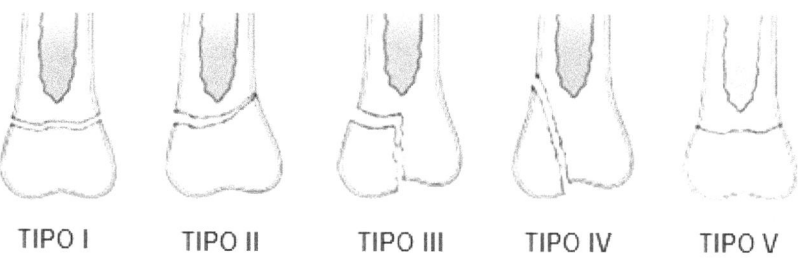

TIPO I   TIPO II   TIPO III   TIPO IV   TIPO V

Tipo de fracturas que pueden ocurrir a nivel de la placa de crecimiento. De estas la tipo II es la más frecuente y la que menos produce alteración del crecimiento. Las 4 restantes si pueden producir alteración del crecimiento.

¿Cómo se tratan las fracturas en los niños y adolescentes?

El tratamiento depende del tipo de fractura. Sin embargo, para todas las fracturas, el tratamiento se debe comenzar lo más pronto posible. Para ello:

- En lesiones leves, se inmoviliza la extremidad lesionada con una férula o yeso, para aliviar el dolor y facilitar la recuperación.

- En caso de fracturas desplazadas, se deben realizar maniobras para reducirla bajo anestesia ya sea cerrada, es decir, sin cortar la piel, o abierta, es decir, someterlo a cirugía. Esta decisión depende de dónde y qué tan grave sea la lesión y de la edad del niño o adolescente por la posibilidad de que se encuentra comprometida o no la placa de crecimiento.

- Ejercicios o fisioterapia, sólo después de que sane la fractura.

- Se debe seguir evaluando periódicamente al niño a largo plazo midiendo cada extremidad y realizando radiografías, con la intención de descartar o diagnosticar a tiempo lesiones que afecten el crecimiento del hueso lesionado.

¿En qué porcentaje puede afectarse el crecimiento de los niños después de una lesión en las placas de crecimiento?

No tanto como se podría pensar, la mayoría de las fracturas en las placas de crecimiento sanan y no causan problemas a largo plazo. Pero en los casos, en que se cierra la placa de crecimiento, el hueso deja de crecer y se queda más corto que el de la otra extremidad no afectada. Por ejemplo, una pierna fracturada puede quedar más corta que la otra. También, si sólo se lesiona un lado de la placa de crecimiento, la extremidad se puede torcer porque sólo la parte sana del hueso sigue creciendo. Este problema a largo plazo es más común en las lesiones de la rodilla.

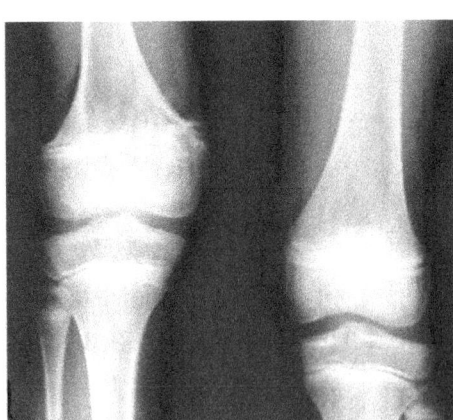

Radiografía de ambas rodillas de un niño de 6 años con acortamiento del fémur derecho como consecuencia de una fractura de toda la placa de crecimiento del fémur distal.

¿Qué es el método HICER?

Es un acrónimo que ayuda a recordar el tratamiento básico de la mayoría de las lesiones musculoesqueléticas:

Hielo

Compresión,

Elevación y

Reposo.

¿Cómo se aplica cada uno?

HIELO: por su efecto analgésico y antiinflamatorio, por lo que es útil para disminuir el metabolismo de los tejidos del área afectada y frenar la inflamación.

COMPRESIÓN: Al comprimir la zona se evita la acumulación de fluidos causada por la hinchazón y las hemorragias. Se realiza colocando una venda elástica, el vendaje debe ser cómodo y no apretar demasiado, para permitir a correcta circulación sanguínea.

ELEVACIÓN: ayuda a drenar los fluidos producidos por la inflamación se aconseja elevar y mantener suspendida la zona afectada por encima del nivel del corazón.

REPOSO: Es **necesario** para la recuperación; como mínimo se debe reposar las primeras 24 a 48 horas, o el tiempo que indique el doctor que evalúo al niño.

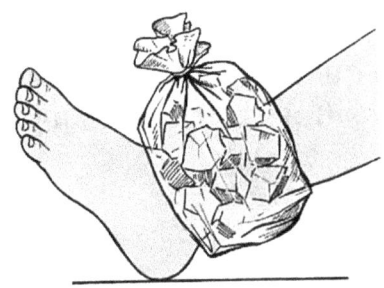

Aplicación de hielo en esguince de tobillo

15.2.- LESIONES POR SOBRE USO O SOBRECARGA

¿Cuáles son las lesiones por sobreuso o sobrecarga?

Son las lesiones que se producen por una actividad física repetitiva, intensa y prolongada en el tiempo, que ocasiona sobrecarga de las estructuras normales como las entesis (entesitis), los tendones (tendinitis), lesiones del cartílago (osteocondritis) y hueso (fracturas).

Existen factores predisponentes entre los que destacan el entrenamiento inadecuado como factor principal, los gestos repetitivos mal ejecutados, entrenar sobre superficies duras, calentamiento insuficiente, el uso de calzado deportivo no adecuado, entre otros, lo que genera un daño que tiende a hacerse crónico si no se toman las medidas adecuadas para tratarlo.

Son más frecuentes en la práctica deportiva de competencia que en el juego recreativo. Estas lesiones son:

1. Las apofisitis y lesiones fisiarias.
2. Las fracturas por estrés o sobreuso,
3. Osteocondritis disecante.

¿Que son las apófisis?

Las apófisis son regiones cartilaginosas que no contribuyen directamente al crecimiento longitudinal del hueso, pero conforman protuberancias en donde se insertan los tendones. Cuando existe una concentración repetitiva y prolongada de fuerzas tensoras ejercidas por los músculos se pueden producir microfracturas o una inflamación apofisiaria llamadas **apofisitis por tracción**, se describirán las más frecuentes en el capítulo: **Dolor en la Rodilla.** En el caso de que se produzca una tracción muscular fuerte y repentina durante la práctica o competencia deportiva se puede producir una **avulsión** o **arrancamiento** agudo de la apófisis.

La diferencia con los adultos es que estos últimos tienen una osificación completa de las apófisis, por lo que estas mismas fuerzas producen una lesión principalmente de la unión osteotendinosa o del tendón mismo como una **entesopatía o tendinopatía**.

¿Cuáles son las lesiones de las apófisis más frecuentes?

Las lesiones de las apófisis más frecuentes son las siguientes.

1. **Avulsión o arrancamiento del epicóndilo medial del codo:** es un sitio común de lesión apofisiaria en atletas jóvenes. En el epicóndilo medial del húmero se inserta el tendón común de los flexores pronadores de la mano y dedos y el ligamento colateral cubital de la articulación del codo. Se ve en deportistas lanzadores, como por ejemplo el jugador de béisbol. Se confirma con radiografías del codo.

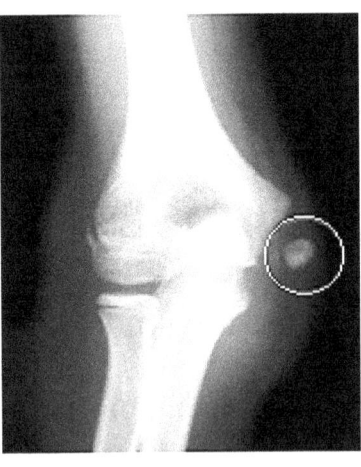

Rx de codo AP que demuestra arrancamiento del epicóndilo medial.

2. **Avulsión del polo inferior de la rótula:** se produce por una contracción rápida y forzada del músculo

cuádriceps contra una resistencia por hiperflexión o desaceleración rápida. Se observa en niños entre 9 y 12 años. Se produce un dolor agudo en la rótula distal. La radiografía lateral muestra un pequeño fragmento óseo que puede asociarse a derrame articular y rótula alta o cabalgada.

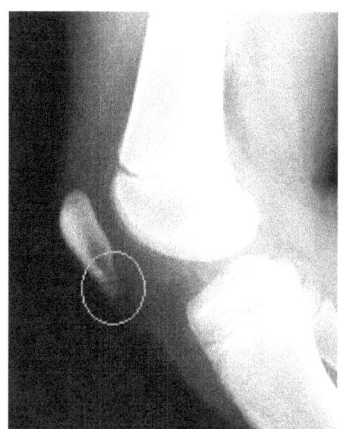

Rx simple proyección lateral en donde se observa la avulsión del polo inferior de la rótula.

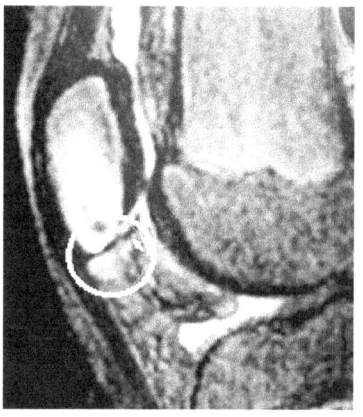

Resonancia de rodilla que demuestra avulsión a nivel del polo inferior de la rótula con un fragmento de cartílago.

3. **Avulsiones en la pelvis y apófisis femorales proximales:** son lesiones comunes durante la infancia y adolescencia. Debido a que son muchos los músculos que se unen a estas apófisis a través de sus tendones. Como sucede en:

a. La **cresta ilíaca** con la musculatura de la pared abdominal;

b. En la **espina ilíaca anterosuperior**, con el sartorio y el tensor de la fascia lata;

c. En la **espina ilíaca anteroinferior** con el tendón del recto femoral;

d. En el **isquion** con los isquiotibiales y aductores; en el **trocánter menor** el iliopsoas, y

e. En el **trocánter mayor** los rotadores externos de la cadera, en cualquiera de estas inserciones se puede producir una avulsión y en menor grado una apofisitis.

Son más comunes en velocistas, jugadores de fútbol, bailarinas de ballet y saltadores. Debe sospecharse en adolescentes con dolor en la cadera y región dorsal baja durante una actividad forzada.

El desplazamiento de la apófisis es generalmente visible radiológicamente, pero en caso contrario debe realizarse una ecografía o una Resonancia Magnética.

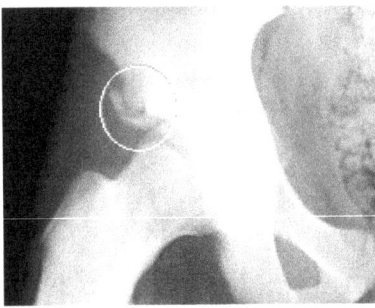

Radiografía de pelvis. Se observa arrancamiento de espina ilíaca antero-inferior.

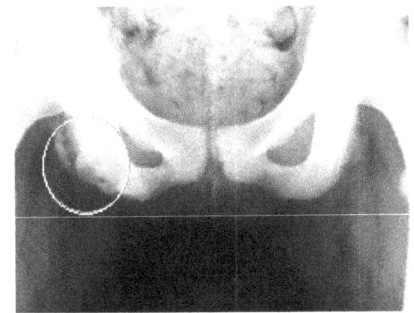

Arrancamiento a nivel del isquion derecho.

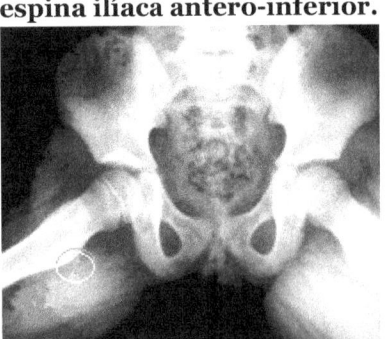

Arrancamiento del trocánter menor del fémur derecho.

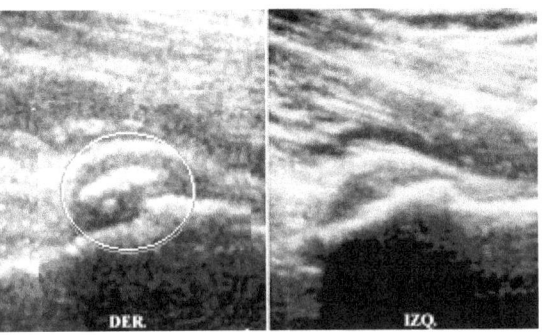

Ecografía en la que se observa en el lado derecho arrancamiento del trocánter menor

¿Cuáles son las fracturas por estrés?

Son lesiones por sobrecarga poco frecuentes. En su mayoría ocurren en la adolescencia mediana (13-16 años) y tardía (16-19 años), su distribución anatómica depende de la actividad física específica desarrollada.

¿Cuáles son los huesos más afectados?

1. *La tibia* es el sitio donde ocurre con más frecuencia y la queja principal es un dolor sordo en la parte superior y media de la pierna de larga evolución que se intensifica al practicar la actividad deportiva sobre todo en corredores de distancias largas. Por lo general solo un pequeño porcentaje (10% al 25%) pueden ser detectadas radiológicamente, dependiendo si la fractura se encuentra en fase de reparación ósea. En las lesiones más recientes va a requerir de tomografía, resonancia magnética o Cintigrafía ósea para evidenciar la lesión.

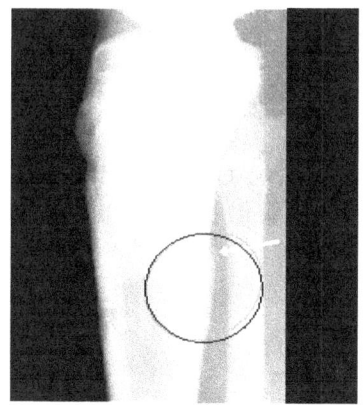 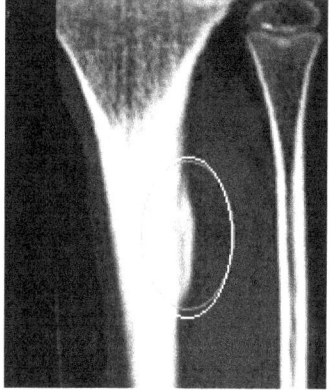

Rx de pierna que demuestra esclerosis, reacción periostal y rasgo de fractura en el aspecto posterior de la tibia (flecha). **Tomografía demostrando fractura por estrés con signos de consolidación**

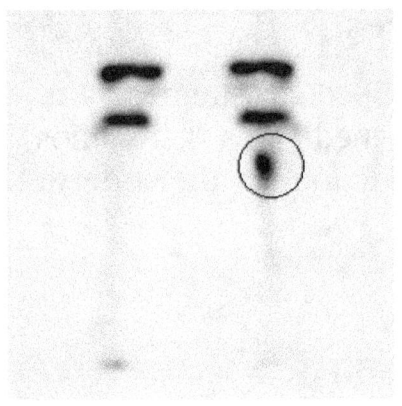
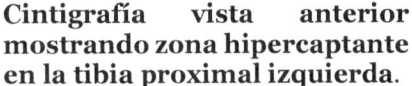
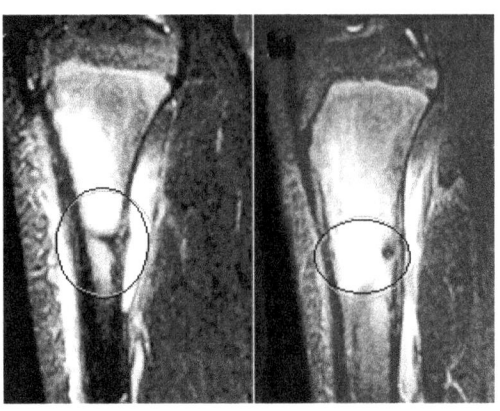

Cintigrafía vista anterior mostrando zona hipercaptante en la tibia proximal izquierda.

RMN coronal y sagital demostrando edema óseo y fractura visible como imagen lineal hipointensa

2. **Fractura de la Pars inter-articularis o Espondilólisis,** es más común en niños y adolescentes que en adultos. Es una lesión por sobreuso, asociada con una hiperextensión repetitiva de la columna.

Tiene relación con variadas actividades deportivas, dentro de las cuales puede observarse en gimnasia, salto de trampolín, halterofilia, remo, lanzamiento de jabalina, golf, natación (estilo mariposa), futbol, atletismo y danza. Amplia información en el capítulo: Dolor de Espalda.

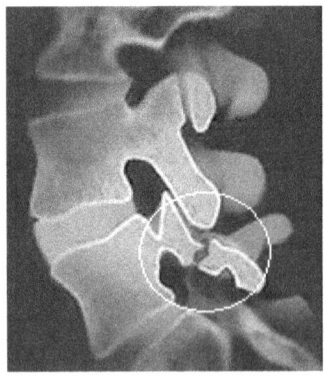
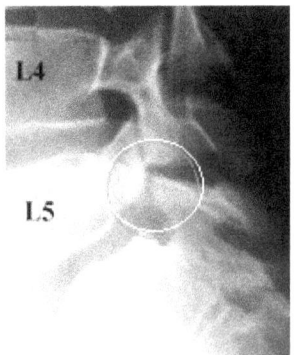

Dibujo en el que se observa la fractura de la pars articular o espondilólisis

Espondilólisis. Rx lateral de columna lumbar que demuestra solución de continuidad a nivel de la pars interarticular de L5.

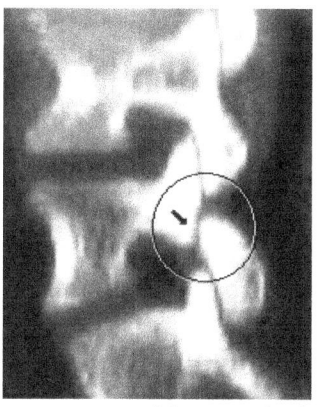

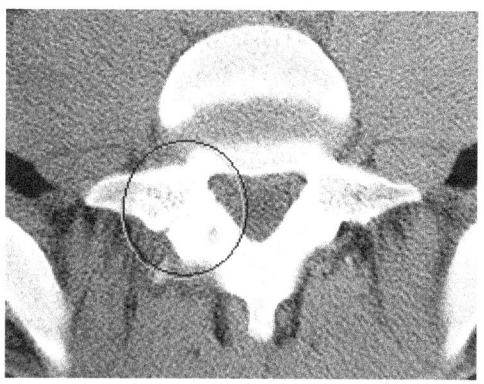

TC reconstrucción sagital que demuestra un rasgo de fractura que cruza la pars interarticularis.

Espondilólisis unilateral izquierda. TC corte axial que demuestra fractura unilateral de la pars interarticularis.

¿Qué es la osteocondrosis y cuáles son los sitios más frecuentes?

Es una alteración en la osificación del esqueleto en crecimiento, la cual puede afectar a la **epífisis** como en la _enfermedad de Perthes_ (ver capitulo el niño que cojea) y con ello el crecimiento en longitud del hueso, o las **apófisis** como en la enfermedad de Osgood-Schlatter (ver capitulo dolor en la rodilla) o la enfermedad de Sever (dolor en el talón), recibiendo en este caso el nombre genérico de **apofisitis**. Son frecuentes en atletas jóvenes y predominan a nivel de la articulación de la rodilla.

¿Qué es la Osteocondritis disecante?

Es una lesión adquirida y potencialmente reversible del _hueso subcondral_, que puede comprometer o no el cartílago articular.

Se piensa que es provocada por fuerzas compresivas y repetitivas en una epífisis inmadura, que producen fragmentación y a veces separación de una pequeña parte de la superficie articular. Afecta principalmente a adolescentes y de

213

estos los varones presentan una mayor predisposición. (Ver capitulo dolor en la rodilla)

¿Que es importante recordar?

Que las lesiones osteoarticulares relacionadas con la actividad deportiva competitiva son frecuentes en la niñez y adolescencia.

Que algunas lesiones como las producidas por tracción pueden ocasionar problemas que imposibiliten el continuar la actividad deportiva por tiempo prolongado como la enfermedad de Osgood-Schlatter, otras como los esguinces y desgarros musculares requerirá de un tiempo de reposo pero que se recuperaran en su totalidad. Otras pueden ser quirúrgicas como las avulsiones de las apófisis y otras pueden dejar secuelas que alteren permanentemente la función de la extremidad como las lesiones de las fisis.

Que la mayoría de ellas no son graves, pero en caso de limitar en forma importante la función de la extremidad y la actividad deportiva, deben ser evaluadas por un traumatólogo ortopedista para diagnosticarlas y tratarlas en forma oportuna.

16

OTROS TRAUMATISMOS EN EL NIÑO

16.1.- FRACTURA DE CLAVÍCULA EN EL RECIÉN NACIDO POR TRAUMA OBSTÉTRICO O DURANTE EL PARTO.

¿Qué quieren decir cuando hablan de trauma obstétrico?

Son las lesiones físicas que se producen en el bebé durante el trabajo de parto y principalmente durante el nacimiento al pasar por la pelvis de la madre o "canal del parto".

Son provocadas por fuerzas mecánicas de tracción, contracción, compresión y rotación sobre una presentación anómala del bebé como la presentación de nalgas, por ejemplo, en prematuros porque son más frágiles y en fetos macrosómicos, también llamados bebés grandes para la edad gestacional, lo que producen una desproporción feto-pélvica, es decir, el bebé es más grande que la pelvis de la madre por lo que son estos últimos los más expuestos a estas eventualidades especialmente a fracturas y lesiones de los nervios.

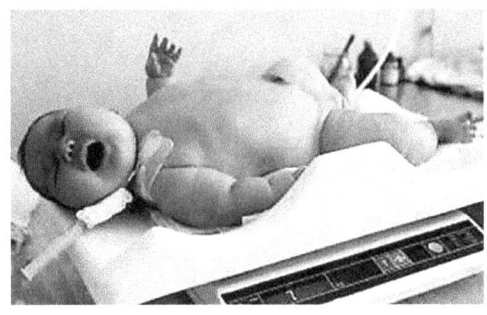

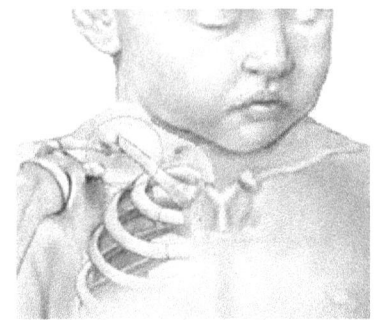

El sobrepeso predispone a fractura de clavícula durante el parto

Fractura de clavícula en recién nacido

Mi bebe sufrió una fractura de la clavícula al nacer, pero el Pediatra me dijo que no me preocupara, ¿Tiene razón?

Su pediatra tiene razón, la clavícula es el hueso que se fractura con más frecuencia durante el parto, afectándose preferentemente su tercio medio con un promedio de 3,5 fracturas por 100 nacimientos por parto vaginal y está relacionado con un elevado peso de los recién nacidos. Se producen por retención de los hombros durante el parto en presentación cefálica o en el parto en presentación podálica o de nalgas con extensión de brazos. La fractura de la clavícula en recién nacidos puede ser de 2 tipos:

- En "tallo verde" o incompleta, llamada así porque en gran medida la fractura recuerda a la manera en que se quiebra una rama verde de un árbol al doblarla en la que se rompe solo el lado de la convexidad quedando integro el lado contrario. Son las más frecuentes. La mayoría de las veces es asintomática y pasa desapercibida al momento inicial de evaluarlo el pediatra y se diagnostica por la aparición del callo de fractura al séptimo día del nacimiento.

- La fractura completa de la clavícula, es menos frecuente, en este caso están separados los 2 extremos del hueso provocando un bulto sobre la clavícula afectada, disminución de la movilidad del brazo, irritabilidad o llanto al vestir al bebé o al levantarlo tomado de los brazos. Por lo general es diagnosticada al momento de nacer por parte del pediatra o en la segunda evaluación antes del egreso de la maternidad.

Se confirma con una radiografía, en donde se ve la fractura.

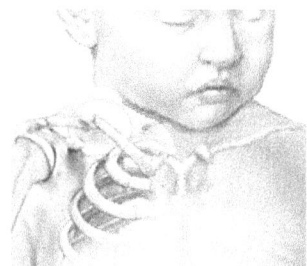 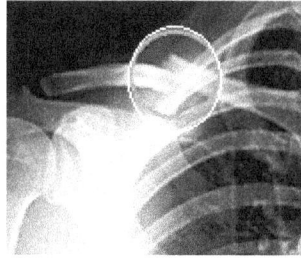 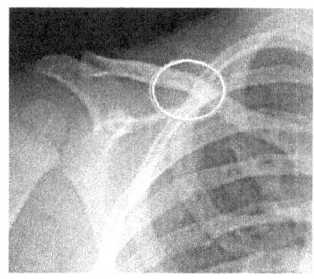

Fractura completa   **Fractura desplazada**   **Fractura en tallo verde**

¿Pero es grave? El pediatra dice que no debo preocuparme

Su pediatra tiene toda la razón, la evolución de esta fractura es favorable, con formación de un sólido callo de fractura fácilmente identificable a los pocos días de vida, y curación en su totalidad sin necesidad de ningún tratamiento y sin ningún tipo de secuela.

Los cuidados son simples, el bebé debe mantener el brazo y el hombro del niño inmovilizado con un cabestrillo o sujetándole la manga de la camisa durante 7 a 10 días. Después de este tiempo el niño no tendrá dolor. Cuando el hueso ha sanado, es posible que quede un bulto sobre la zona fracturada, es el callo, que irá desapareciendo gradualmente en la medida que crece el niño.

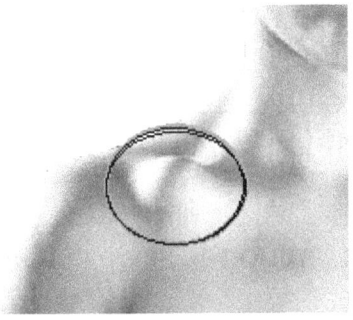

Callo de fractura

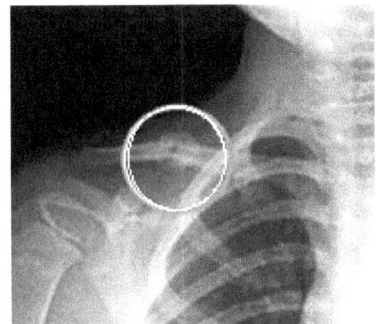

Callo de fractura

¿Esto sucedió debido a impericia o descuido del obstetra?

En lo absoluto, aunque una fractura de clavícula en un recién nacido, por lo demás sano, podría hacer pensar a los padres y familiares que es la consecuencia de una mala práctica médica, esto ya ha sido desmentido por varios estudios en los que se ha demostrado que es un hecho inevitable que no deja secuelas, que no puede ser utilizado como indicador de calidad asistencial.

16.2.- EL CODO DE NIÑERA

Mi hijo de 4 años se tropezó y para que no se golpeara al caer yo lo halé de manera brusca de la mano, después de eso no puede doblar el codo y se queja de dolor. ¿Le hice daño? ¿Qué le sucedió?

Lo más probable es que se trate de un "codo de niñera", una lesión típica de niños o niñas entre los 2 y 5 años de edad, que consiste en una **subluxación aislada** de la cabeza del radio. Esta lesión se produce cuando un adulto tira de manera brusca de la mano del niño para ayudarlo a subir una escalera o evitar una caída. La causa es por la inmadurez de las estructuras y la laxitud del codo del niño que permite que un pequeño tirón produzca la lesión. En esta situación, se produce un desplazamiento o subluxación del ligamento anular del radio ubicado por encima de la cabeza de este hueso quedando entre el húmero y el radio, lo que genera dolor e impide que el niño flexione el codo.

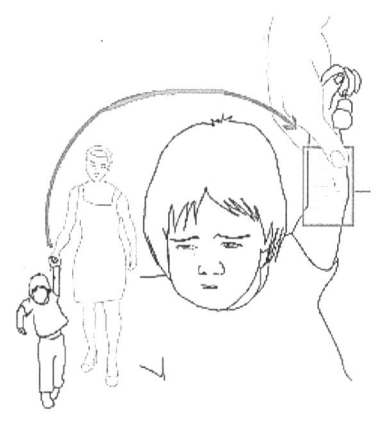

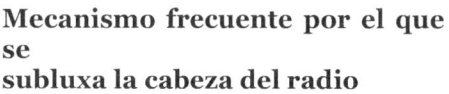

Mecanismo frecuente por el que se subluxa la cabeza del radio

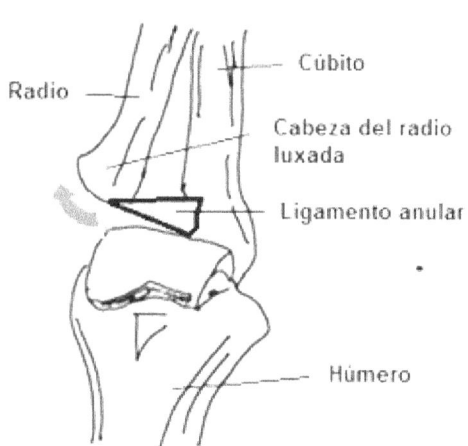

Se observa la cabeza del radio subluxada fuera del ligamento anular.

¿Es grave? ¿Cuál es el tratamiento? ¿Hay que operar?

En realidad no es grave y no requiere operación. El tratamiento lo realiza el ortopedista y consiste en reducir la subluxación mediante la tracción del antebrazo con flexión y supinación simultánea. El resultado es espectacular y el niño puede mover el brazo inmediatamente sin ninguna consecuencia.

**Mediante manipulación el medico reduce
la cabeza radial a su posición normal**

17

DOLOR EN LAS ARTICULACIONES, LA ARTRITIS REUMATOIDE JUVENIL

¿Qué es la Artritis Reumatoide Juvenil?

También llamada artritis idiopática juvenil, es una condición **crónica** en la que el **sistema inmunitario** del propio adolescente ataca al tejido que está dentro de las articulaciones conocido como **membrana sinovial** lo que causa una inflamación común y rigidez articular por **más de seis semanas consecutivas** y con el tiempo puede producir **destrucción** de la articulación y discapacidad. Se da en niños menores hasta los 16 años de edad.

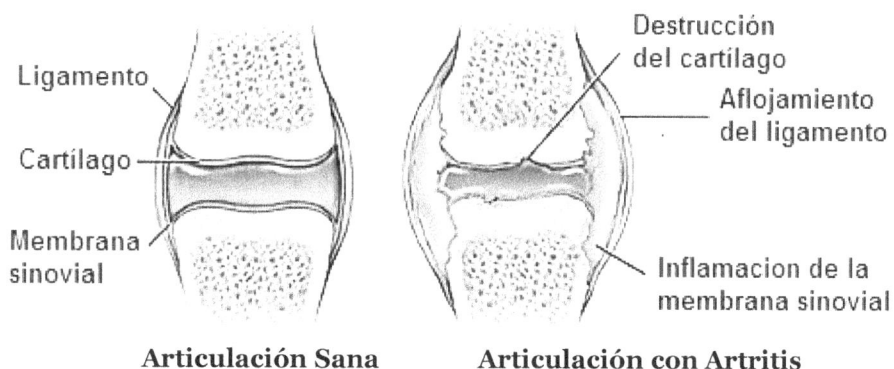

Articulación Sana   Articulación con Artritis

¿A quiénes afecta?

Generalmente es más frecuente en las niñas, se presenta en todas las razas y comienza entre el primer y cuarto año de vida, pudiendo manifestarse desde los 6 meses hasta los 16 años de edad. Es una afección relativamente frecuente pues se diagnostican 10 casos nuevos al año por cada 100 mil niños menores de 16 años, es decir, aproximadamente uno de cada mil niños en el mundo padece de artritis crónica.

¿Cómo se manifiesta en los niños y adolescentes?

El niño o adolescente presenta:

- Dolor, hinchazón, y rigidez de las articulaciones, lo que dificulta la movilización.
- Contracturas articulares, como resultado de mantener la articulación o articulaciones adoloridas en una posición flexionada por largo tiempo.

- Deformidad y alteración de la articulación como consecuencia del daño al cartílago articular y al hueso.

- Retardo en el crecimiento y una menor estatura por trastornos del crecimiento de huesos y articulaciones.

- Alteración en la calidad de vida, porque hay momentos de crisis en que los síntomas empeoran, aunque en la mayoría de los casos hay periodos de remisión en los que mejoran o desaparecen los síntomas.

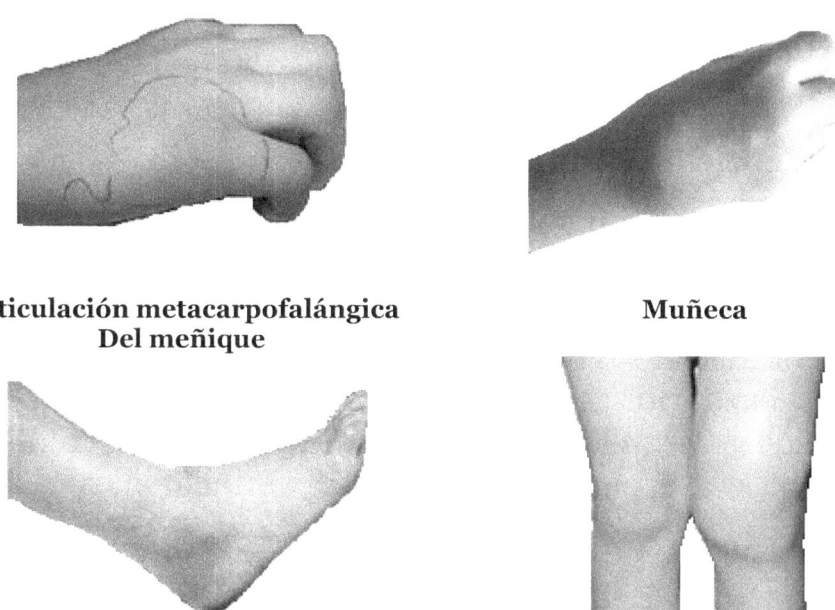

**Articulación metacarpofalángica
Del meñique**

Muñeca

Tobillo

Rodilla

¿Es que hay varios tipos de Artritis Juvenil hay?

Sí, y depende del número de articulaciones que afecte:

Oligoarticular o Pauciarticular,

Esta es la forma más común de artritis juvenil, casi la mitad de todos los niños con artritis tienen este tipo. Afecta cuatro o menos articulaciones, generalmente las articulaciones más grandes como las rodillas, tobillos o muñecas. La enfermedad desaparece en la medida que el niño crece. Afecta más un lado del cuerpo.

Poliarticular:

Compromete más de cinco articulaciones, es más frecuente en niñas que niños. Se presenta más comúnmente en rodillas, muñecas y tobillos, manos y pies. Con frecuencia se afecta la misma articulación en ambos lados del cuerpo. Un 30% de todos los niños con AJ tienen este tipo. Es una forma más severa de la enfermedad.

Sistémica o Enfermedad de Still:

Afecta igualmente a niños y niñas. Se caracteriza por fiebre alta, que puede llegar a 39 °C, o más y duran semanas o hasta meses. Un 20% de todos los niños con artritis juvenil tienen este tipo. Puede afectar los órganos internos tales como el corazón, el hígado, el bazo y los ganglios linfáticos. Producen artritis en las articulaciones pequeñas de las manos, muñecas, rodillas y tobillos. Su curso puede ser severo y continuar hasta la edad adulta.

¿Qué causa la artritis juvenil?

La causa precisa de la artritis juvenil se desconoce, aunque se piensa que es un **trastorno autoinmunitario**. Como regla general el **sistema inmunológico** ayuda a combatir las bacterias, los virus y otros agentes dañinos. Sin embargo, en los trastornos autoinmunitarios, el sistema inmunológico ataca algunas de las células, tejidos u órganos **sanos** de **nuestro** organismo. Se desconoce con exactitud por qué sucede esto o qué causa la enfermedad, aunque se cree que puede estar relacionada con dos causas: por un lado que sea **hereditario**, lo cual hace que el niño sea más propenso a la artritis si algún familiar tenía la enfermedad y, por otro lado, que algún virus sea la causa que desencadena la artritis. Sin embargo, aún no hay nada concluyente.

¿Cómo se diagnostica la artritis juvenil?

No hay ninguna prueba específica que se puede utilizar para diagnosticar la artritis juvenil. Generalmente se sospecha la enfermedad cuando un niño tiene inflamación persistente y dolor en una o más articulaciones durante más de 6 semanas. Los análisis de sangre que se solicitan son:

- El Factor Reumatoideo (FR), los anticuerpos antinucleares (ANA) y los alelos del complejo mayor de histocompatibilidad (HLAB27).

- Radiografías y ecografía de la articulación o articulaciones afectadas.

- Muestra y estudio del líquido de la articulación inflamada.

¿Cómo se trata la artritis juvenil?

Es muy importante el diagnóstico temprano, es decir al comienzo de la enfermedad. El tratamiento se utiliza para controlar la inflamación, quitar el dolor, prevenir o controlar los daños comunes en las articulaciones y mantenerlas funcionando los más normal posible. Los planes de tratamiento incluyen medicinas: fármacos antiinflamatorios no esteroideos (AINEs), corticoesteroides, fármacos modificadores de la enfermedad como el metotrexate, agentes biológicos como el Infliximab. Además de la actividad física, la terapia física y ocupacional, educación. En conclusión el niño o adolescente debe ser tratado por un equipo multidisciplinario.

¿Qué puedo esperar que le pase a mi hijo en el futuro con esa enfermedad? ¿Cómo será su vida?

El pronóstico es variable y depende en gran medida del número de articulaciones afectadas. Los niños con sólo unas pocas articulaciones afectadas pueden tener largos períodos sin síntomas. En la mayoría de los niños, la enfermedad se vuelve inactiva y causar poco daño a las articulaciones.

Cuanto mayor sea el número de articulaciones afectadas, más grave será la enfermedad y menor será la probabilidad de que los síntomas desaparezcan en estos casos. Estos niños con mucha frecuencia tendrán dolor crónico y discapacidad. Pero esto cae en la competencia del médico reumatólogo quien deberá evaluar al niño y tomar decisiones.

¿Cuáles complicaciones se pueden presentar durante el transcurso de la enfermedad?

Es importante aclarar que esto depende de la severidad de la AJ, por lo que dependiendo de esa condición, su hijo podría presentar:

- Desgaste o destrucción de las articulaciones afectadas que puede ocurrir en adolescentes con AJ más grave.

- Retardo en el crecimiento con respecto a la edad cronológica.

- Crecimiento desigual de un brazo o una pierna,

- Perdida de la visión o disminución de la agudeza visual a raíz de la _uveítis crónica_ (este problema puede ser grave, incluso cuando la artritis no sea tan seria).

- Anemia.

- Inflamación alrededor del corazón conocida como pericarditis.

- Dolor crónico, que lo incapacitara para algunas actividades ya sea físicas o escolares con el consecuente ausentismo escolar.

¿Qué es importante recordar?

Que si su niño o niña tiene las articulaciones inflamadas, rígidas o tiesas con dolor, cojea sin razón y además tiene fiebre que persiste más de dos a tres días, debe llevarlo al médico para descartar que se trate de una artritis juvenil.

Que el principal objetivo del tratamiento es que el niño pueda mantener su actividad física, que pueda participar en actividades sociales y que tenga una buena calidad de vida.

Que algunos de los tratamientos incluyen aquellos que ayudan a reducir la inflamación, mantener la capacidad de movimiento de la articulación y aliviar el dolor

Que ss importante saber que la mayoría de los niños con artritis necesita una combinación de tratamientos, algunos de los cuales incluyen medicamentos y otros no por lo que **debe ser valorado por un reumatólogo** quien es el especialista que maneja estas afecciones.

18

EFECTOS NEGATIVOS DEL USO DE ZAPATO ORTOPÉDICO

LA NECESIDAD DE QUE EL NIÑO ANDE DESCALZO.

Existe una creencia generalizada de que el pie plano o las _alteraciones angulares_ de los niños pequeños pueden ser corregidas con el zapato ortopédico, que son "hechos a la medida" por prescripción médica y funcionan como férulas rígidas que someten a cargas de alineación al pie del niño en crecimiento (similar a como lo hacen los _brakers_ de ortodoncia que se usan para enderezar los dientes). Pero esto no es verdad, porque además de no corregir ninguna "anormalidad" del pie o las piernas tienen un efecto negativo en el aprendizaje o la destreza motriz del niño. Entre los fundamentos que desaconsejan el uso de zapato ortopédico están los siguientes:

• Las botas o el zapato ortopédico son muy pesadas y rígidas lo que le dificulta al niño caminar, correr, treparse y saltar por lo que el desarrollo de la habilidad motriz de los miembros inferiores se ve limitada. Es como si un adulto anduviera todo el día con botas de seguridad como las que se usan en los talleres o fábricas. Además, se ha comprobado que la Medicina no puede contra la genética, es decir, que si el niño va a tener pie plano o va a caminar con los pies hacia adentro porque eso está en su programación genética, las botas ortopédicas no lo van a cambiar.

- El uso de zapato ortopédico, impide o retarda el fortalecimiento de los músculos, ligamentos y tendones de la pierna y del pie porque, al ser muy rígido, no permite el contacto firme y la adaptación del pie al suelo imposibilitando la movilización de todas las articulaciones del pie incluyendo la del tobillo. Lo cual sucede en una etapa en la que el cerebro está aprendiendo el patrón normal de marcha y a coordinar el equilibrio, por lo que no se crean las conexiones cerebrales de _propiocepción_ que generan destreza motora, destreza motora que se va perfeccionando con la actividad física, lo que trae como consecuencia las caídas frecuentes por retardo en este control motor grueso.

- El zapato ortopédico, no permite el apoyo natural del pie al momento de caminar o correr en la cual normalmente primero se apoya el talón, luego la planta del pie total y finalmente la base de los dedos, movimiento en **3 fases** llamado: en mecedora, por parecerse al apoyo de este tipo de silla cuando se balancea. Con el uso de zapato ortopédico el niño apoya todo el pie de un solo golpe, es decir, no realiza la primera ni la tercera fase que nombramos, apoyo del talón y base de los dedos, lo que hace torpe y dificultoso el andar.

- Con base a lo anterior, es por lo que se recomienda que el niño **camine descalzo**, siempre y cuando lo haga en un ambiente o superficie en la que no se haga daño, como en su hogar o en la arena de la playa, porque en este momento se fortalecen, no sólo los músculos de muslos, piernas y pies, sino que el cerebro va creando conexiones sobre la forma en que el pie y el tobillo se ubican en el espacio (propiocepción), perfeccionándose de esta forma la coordinación psicomotora. Para explicar esto con una analogía, podemos decir que al poner al niño a caminar exclusivamente con calzado, o al someterlo al uso de zapato ortopédico, o un zapato rígido, sería como ponerle guantes en las manos permanentemente para que explore el mundo, se perdería de la sensibilidad que le permite explorar el mundo que le rodea y por supuesto su aprendizaje normal.

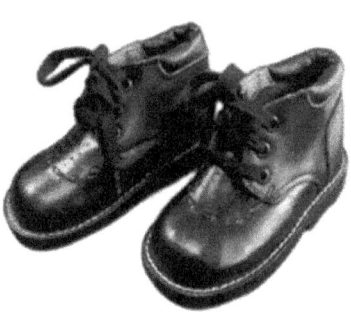

Zapato ortopédico clásico

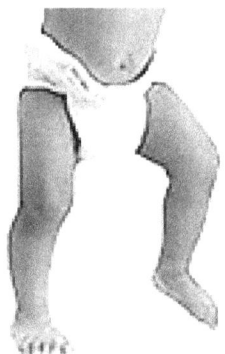

Lo mejor para el bebé: andar descalzo

19

SIGNOS DE ALERTA DE POSIBLES ALTERACIONES DEL DESARROLLO DEL BEBÉ

El **comportamiento del bebé en función de su edad** nos puede indicar si el desarrollo del niño es el adecuado o alertarnos de que puede existir alguna alteración.

Las siguientes son conductas del bebé que podrían estar señalando que algo no marcha bien en cuanto a su desarrollo.

A los 3 meses

- El bebé no mira a la cara.
- No sonríe cuando se le habla.
- La voz de la madre no le tranquiliza.
- No controla la cabeza, es decir, no la levanta estando boca abajo o se le cae cuando está en posición vertical.
- No se mira las manos.
- Tiene las manos siempre cerradas con el pulgar dentro de los otros dedos.

A los 6 meses

- No agarra objetos.
- Está muy pasivo.
- No anticipa los brazos para que le agarren.
- Tiene las piernas siempre estiradas y tensas.
- No busca el origen de los sonidos.
- No emite sonidos.

A los 9 meses

- No se sienta.
- No agarra objetos ni los manipula.
- Tiene los miembros inferiores rígidos.
- No llama con la voz.
- Llora mucho o no llora nunca.

A los 12 meses

- No se pone de pie.
- No parece entender órdenes sencillas: toma, dame...
- No parlotea usando consonantes (d, p, m, g)

A los 18 meses

- No camina.
- No señala partes del cuerpo cuando se le nombran.
- No señala con el dedo para preguntar o para señalar.
- No participa en juegos de imitación (hacer palmadas, muecas).
- No se interesa por otros niños.

A cualquier edad

- Deja de aprender cosas nuevas o retrocede, olvida las que ya aprendió.
- No se tranquiliza cuando usted lo tiene en brazos.
- No muestra interés por las cosas a su alrededor.
- Presenta diferencia en los movimientos o en la postura en comparación de un lado con el otro (derecho e izquierdo)

GLOSARIO MEDICO

LOS TÉRMINOS QUE USA MI DOCTOR Y QUE NO ENTIENDO

ABDUCTO DEL ANTEPIÉ: es cuando la punta de los dedos se encuentra desviada y apuntando hacia afuera de la línea media.

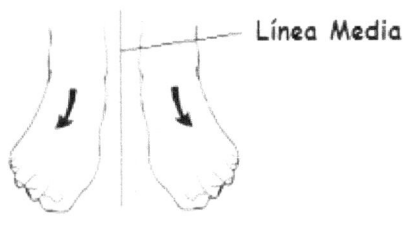

ABSCESO: Es una acumulación de pus como consecuencia de un proceso infeccioso en cualquier parte del cuerpo que, en la mayoría de los casos, causa hinchazón e inflamación a su alrededor.

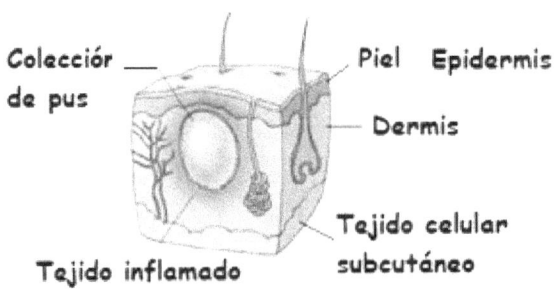

ABSCESO PERIDURAL O EPIDURAL: es una acumulación de pus localizada entre la cubierta exterior del cerebro, la médula espinal y los huesos del cráneo o la columna vertebral.

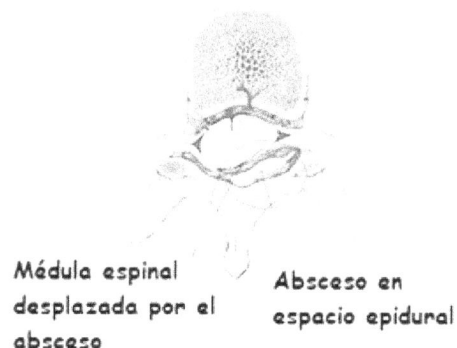

Médula espinal desplazada por el absceso

Absceso en espacio epidural

ACIDOSIS TUBULAR RENAL: Es una enfermedad que ocurre cuando los riñones no eliminan apropiadamente los ácidos de la sangre por la orina. En consecuencia, se mantiene demasiado ácido en la sangre lo que produce diferentes síntomas entre ellos retardo del crecimiento normal del niño, osteomalacia, dolor muscular, raquitismo, fatiga y debilidad entro otros.

ACTITUD ESCOLIÓTICA: es la desviación lateral de la columna corregible de forma voluntaria pues normalmente se debe a causas que están fuera de la columna vertebral. Al corregir estas causas, se corrige la desviación de la columna. Se clasifica de distintas formas según su causa y puede ser:

- Postural: se corrige cuando el paciente se acuesta.
- Compensatoria: causada por discrepancia en la longitud de las piernas.

Es importante tratar las causas que originan la actitud escoliótica pues, con el tiempo, se puede transformar en una escoliosis estructurada debido a la retracción de los ligamentos y las cápsulas articulares.

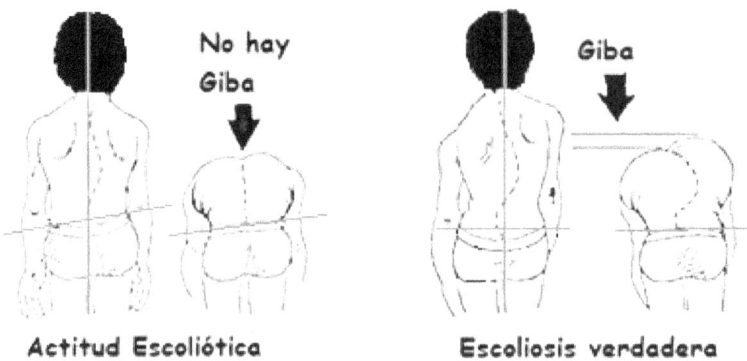

Actitud Escoliótica   Escoliosis verdadera

AGUDO: referido a una enfermedad o a los síntomas de ésta que comienza de manera brusca con gran intensidad, desapareciendo después de un período de tiempo relativamente corto.

ALTERACIONES ANGULARES DE LOS MIEMBROS INFERIORES: Son las desviaciones que se presentan en forma lateral y medial con respecto a su eje sagital de la extremidad, además, pueden estar asociadas con deformidades rotacionales. Son el genu varo y el genu valgo.

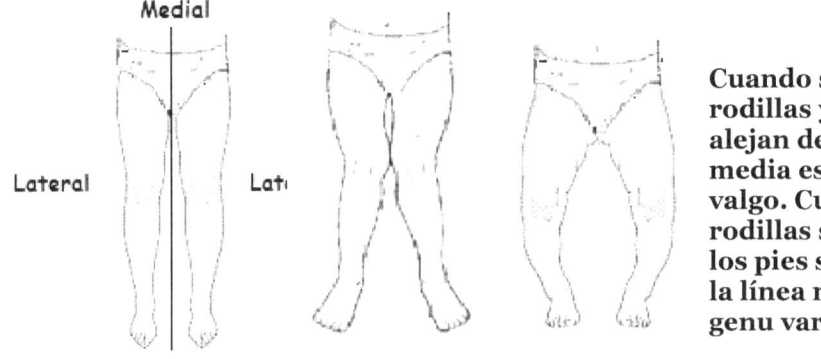

Cuando se juntan las rodillas y los pies se alejan de la línea media es un genu valgo. Cuando las rodillas se separan y los pies se acercan a la línea media es un genu varo

ALTERACIONES ROTACIONALES DE LOS MIEMBROS INFERIORES: Son las desviaciones que se presentan en relación al eje transverso de la extremidad alejándose o acercándose a la línea media. Son la anteversión femoral, retroversión femoral, la torsión tibial interna y la torsión tibial externa.

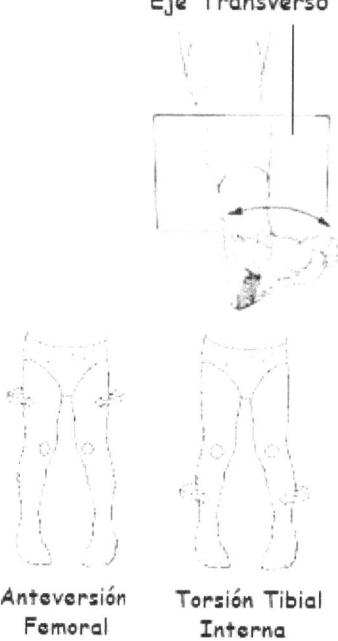

Eje Transverso

Las malrotaciones de las extremidades inferiores se desarrollan en el eje transverso de la extremidad.

Anteversión Femoral

Torsión Tibial Interna

Torsión Tibial Externa compensada con Anteversión Femoral

Cuando los dedos apuntan hacia adentro puede ser por una anteversión femoral o torsión tibial interna. Esto produce una marcha intrarrotada.

Cuando apuntan hacia afuera puede ser por una torsión tibial externa. Los pies apuntan al frente pero las rodillas hacia adentro. Al enderezar las rodillas, los pies se desvian hacia afuera.

ANGULO DE COBB: O MÉTODO DE COBB: es un método para medir de la curvatura de la columna vertebral en grados. El número de grados ayuda al médico a decidir sobre el tipo de tratamiento necesario. Por lo general, no hay que hacer nada cuando la desviación es de 10 a 15 grados. Sólo deben hacerse chequeos regulares hasta que la persona pasa la pubertad y se desarrolla completamente (en general, la desviación de la columna no empeora después de alcanzar esta etapa de desarrollo). Si la curvatura tiene entre 20 y 40 grados, el ortopedista seguramente recomiende el uso de un corsé ortopédico. Si el ángulo de Cobb es de 40 a 50 grados, o más, es posible que se necesite una cirugía.

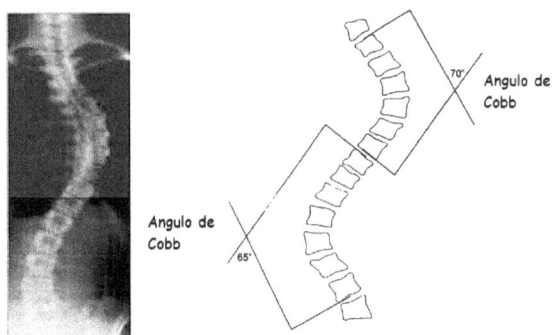

ANTEVERSIÓN FEMORAL: La versión femoral, angulación hacia atrás o hacia delante, se refiere al ángulo que se forma entre el cuello del fémur y los cóndilos del mismo (parte inferior del fémur), cuando el niño nace este ángulo se encuentra alrededor de los 40° en niños y 50° en niñas, con el crecimiento dicho ángulo va en aumento hasta los 6 a 7 años y posteriormente comienza a disminuir hasta alcanzar los valores del adulto alrededor de los 15° a 20°. Por este motivo es que el niño cuando tiene alrededor de 4 años es que los padres notan que comienza a meter los pies al caminar.

Los niños que presentan Anteversión femoral tienen unas posturas características, como sentarse sobre sus piernas y dormir boca abajo con los pies hacia dentro, por lo que gran parte del tratamiento lo constituye la modificación de estas posturas, es recomendable ensañarle que debe sentarse en posición de "indio" (piernas cruzadas).

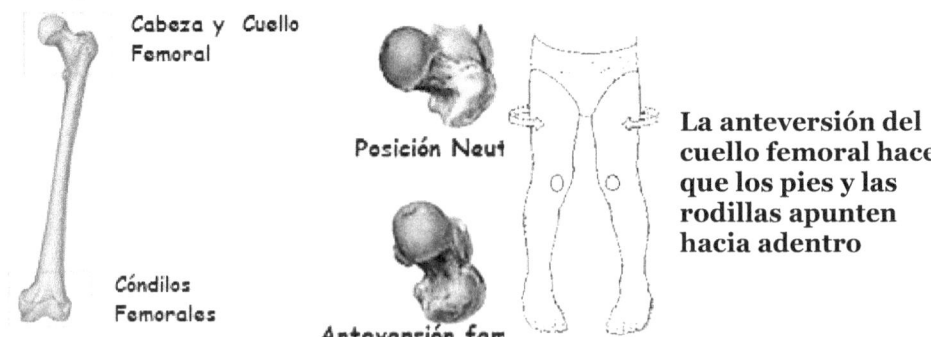

La anteversión del cuello femoral hace que los pies y las rodillas apunten hacia adentro

APÓFISIS: Eminencia natural de un hueso, continua con éste y de la misma sustancia, que sirve para la articulación o para la inserción muscular.

APOFISITIS: Inflamación de una apófisis

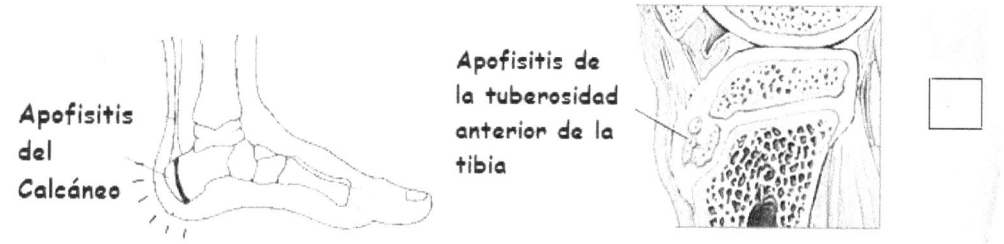

Apofisitis del Calcáneo

Apofisitis de la tuberosidad anterior de la tibia

ARCOS DEL PIE:

- **ARCOS LONGITUDINALES:** Están formados por los huesos del pie y se apoya al suelo en sus extremos. El extremo posterior, o sea, la parte de atrás es el hueso calcáneo y su extremo anterior o parte delantera formado por las falanges. Son interno y externo. El interno pasa por el eje del dedo gordo del pie y el externo por el eje del 5to dedo.

- **ARCOS TRANSVERSALES:** Se forma en la parte posterior del metatarso y la parte inferior del tarso.

Los arcos son determinantes en la forma que toma nuestra pisada y en consecuencia los puntos donde ejercemos más presión o apoyo.

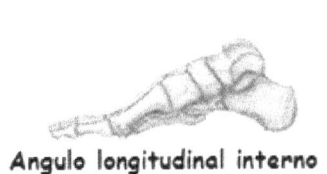

Angulo longitudinal interno

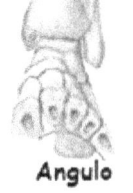

Angulo
transverso

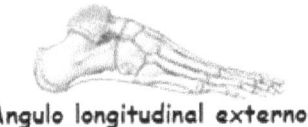

Angulo longitudinal externo

ARTICULACIÓN SUBASTRAGALINA: es la articulación entre la carilla articular posterior del astrágalo el hueso del tobillo y la superoposterior del calcáneo que es el hueso del talón

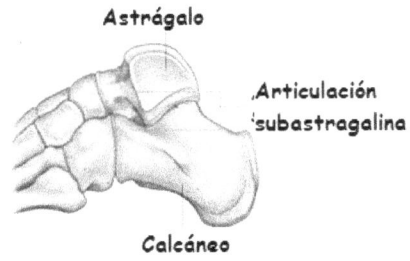

ARTROGRIPOSIS: La **artrogriposis múltiple congénita**, no es una enfermedad en sí misma, sino un síndrome clínico que se da con poca frecuencia, pues afecta a uno de cada 3.000 nacimientos. Se caracteriza por la existencia de contracturas congénitas que afectan a la cuatro extremidades.

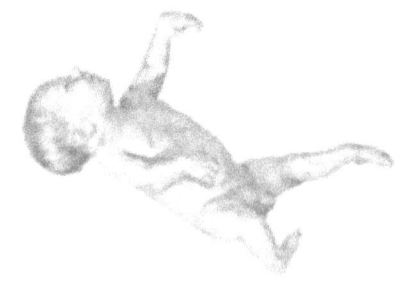

ARTRORRISIS: procedimiento quirúrgico destinado a limitar los movimientos de una articulación, con la ayuda de un tope óseo como un tornillo por ejemplo.

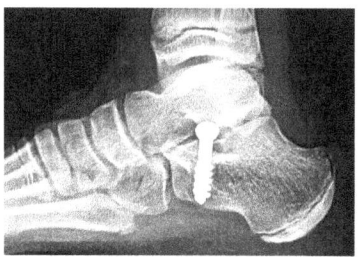

Artrorrisis subastragalina. Se coloca un tornillo en la articulación subastragalina, para corregir el pie plano flexible sintomático.

ASIMETRÍA: o dismetría quiere decir diferente medida. Utilizamos el término asimetría o dismetría de las extremidades inferiores cuando una extremidad inferior es más larga que la otra. Esta diferencia puede encontrarse en el muslo, en la pierna, en el pie o en todos ellos

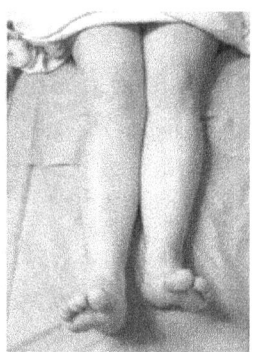
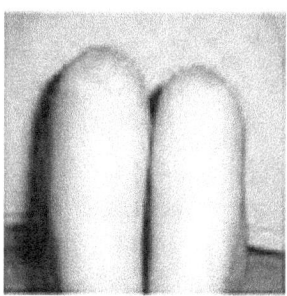

Se observa la extremidad izquierda más corta a expensas del fémur y la tibia

ASTRÁGALO VERTICAL CONGÉNITO: es una deformidad infrecuente del pie que se presenta al nacimiento y que se caracteriza por un pie **plano rígido** debido a una luxación irreductible del escafoides sobre el astrágalo, que puede tener grados variables de rigidez. Esta deformidad, de no ser tratada, produce dolor e incapacidad funcional para la marcha. El diagnóstico es clínico y se confirma mediante estudios radiográficos.

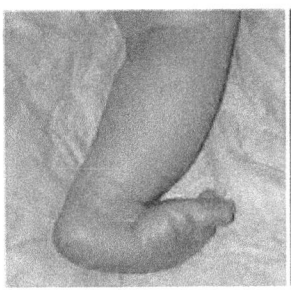 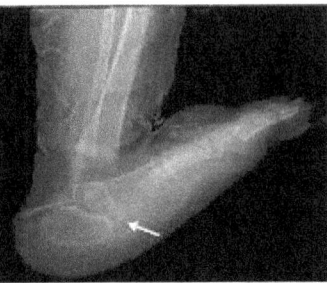

En la primera imagen se observa un pie plano que no es normal. En la segunda imagen se observa en la radiografía el astrágalo (flecha) verticalizado y la luxación del escafoides.

BARRAS TARSIANAS: también nombradas como barras tarsales o coalición tarsal, representan un fallo en la segmentación o separación completa entre dos o más huesos del tarso. Esta patología debe sospecharse y descartarse en los niños y adolescentes con una historia de esguinces de repetición en el tobillo. Existe una disminución de la movilidad subastragalina y dolor en el borde externo del pie y en el seno del tarso.

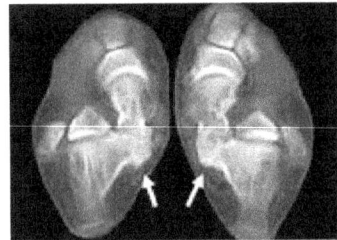 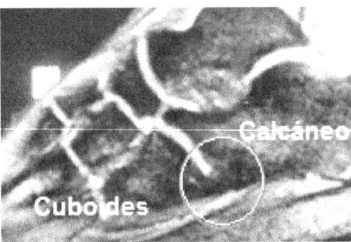

Tomografía del pie en la que se observa en círculo y flechas la falta de separación o la fusión de calcáneo y cuboides.

BRAZO DE PALANCA: en física, un brazo de palanca es un elemento rígido que permite aplicar una gran fuerza con poco esfuerzo. En el cuerpo humano las articulaciones configuran palancas que incrementan la fuerza de los músculos y permiten el movimiento.

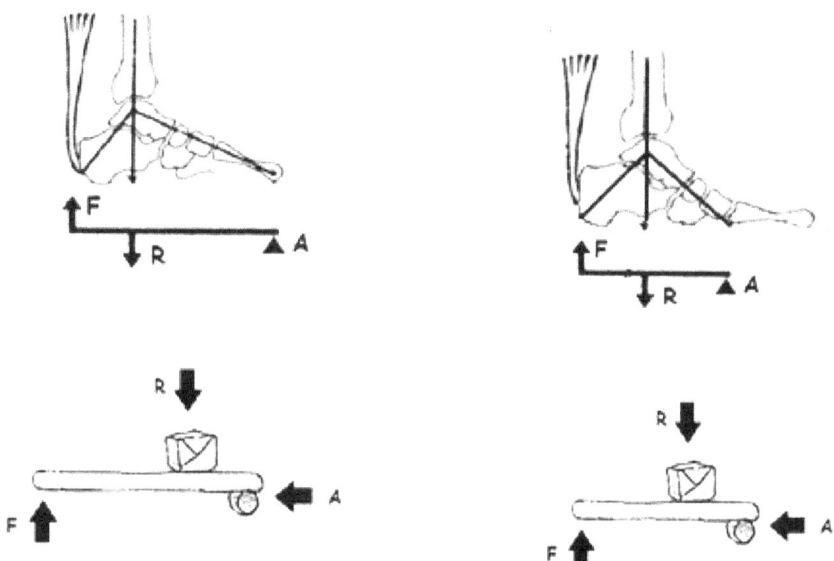

El pie es un buen ejemplo de efecto de brazo de palanca. F: fuerza; R: resistencia; A: apoyo

CARGAS DE CIZALLAMIENTO: el cizallamiento se genera cuando fuerzas opuestas recaen sobre un tejido, con lo cual una parte del tejido se desliza por encima de la otra. El resultado de dos fuerzas opuestas es el cizallamiento. En caso de la columna vertebral, las apófisis articulares de las vértebras superior e inferior inmediatas, son las que soportan estas fuerzas de cizallamiento en caso de producirse una espondilólisis, las apófisis articulares ya no podrán soportar estas fuerzas produciéndose el deslizamiento de la vértebra (espondilolistesis).

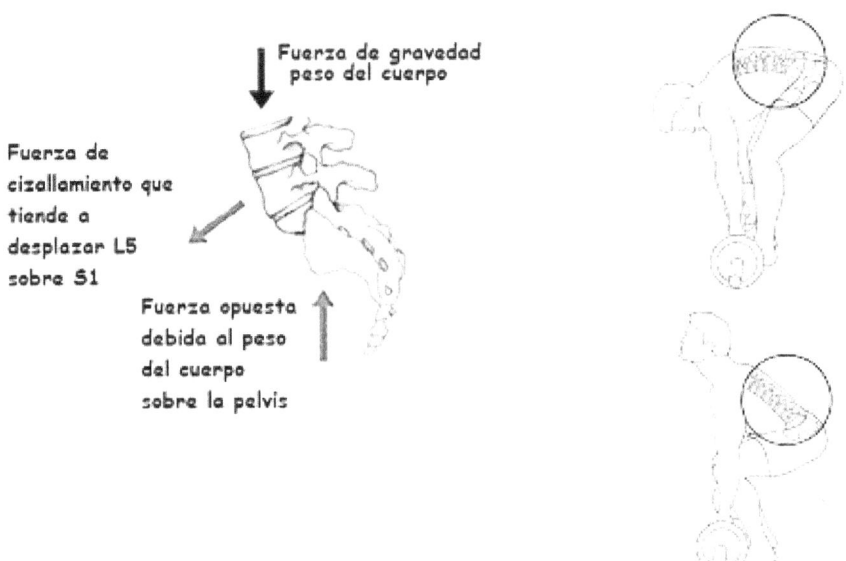

Fuerza de gravedad peso del cuerpo

Fuerza de cizallamiento que tiende a desplazar L5 sobre S1

Fuerza opuesta debida al peso del cuerpo sobre la pelvis

El levantamiento de pesas con mala técnica como en la imagen de la izquierda incrementa las fuerzas de cizallamiento.

CIATALGIA: es el **dolor insistente** y agudo en todo el territorio de inervación del nervio ciático mayor que corresponde a la espalda baja, cadera y pierna. En la mayoría de los casos se debe a una compresión del mismo. Es también llamada **neuralgia** del nervio ciático. Generalmente la afección es de origen radicular, es decir, en su origen a nivel de la columna vertebral lumbar por una compresión de los nervios lumbares L4 o L5 o de los nervios sacros S1, S2 o S3. Puede clasificarse en dos **ciatalgias**:

- **La ciatalgia aguda:** el dolor llega por debajo de la rodilla y dura aproximadamente 6 semanas.

- **La ciatalgia crónica:** Dura más de 6 semanas y llega más allá de la rodilla o sea al tobillo y al pie.

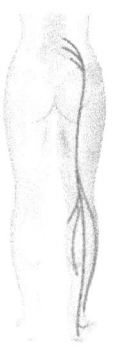

Territorio del nervio ciático mayor. Abarca toda la cara posterior del muslo, la pierna y el pie.

CORSÉ TORACO-LUMBAR: son dispositivos ortésicos hechos a la medida con la intención de corregir las desviaciones de la columna toraco-lumbar ya sea escoliosis o cifosis.

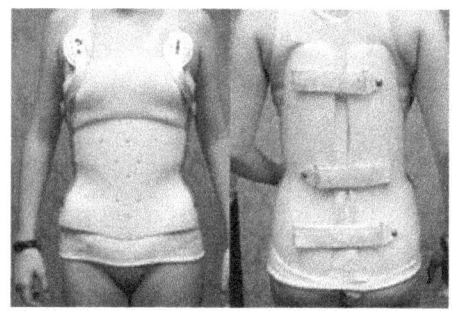

CORTICOIDES: son medicamentos similares a las hormonas que producen las glándulas suprarrenales del cuerpo humano que se utilizan muy frecuentemente porque reducen la inflamación y a la vez afectan el sistema inmunológico reduciendo su actividad cuando esta esta aumentado como en las enfermedades autoinmunes. Es posible que deba tomar corticoides para tratar: Artritis y las enfermedades reumáticas, asma, enfermedades autoinmunes como el lupus y la esclerosis múltiple, afecciones de la piel, tales como eccema y erupciones cutáneas, etc.

COXALGIA: dolor en la cadera.

CRÓNICO: Refiriéndose a enfermedad o al dolor, son afecciones de larga duración y progresión lenta, y por consenso se estima un tiempo mayor de 6 meses.

CUERPO LIBRE INTRAARTICULAR: Es un fragmento de cartílago articular que se desprende por lo general luego de reblandecerse y agrietarse, quedando "suelto" en el espacio articular, lo que puede producir bloqueos en el movimiento de la articulación, por lo general es la rodilla la articulación más afectada.

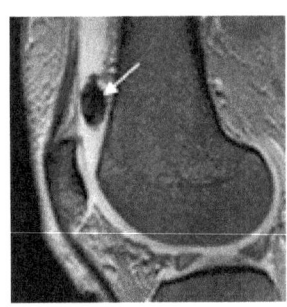 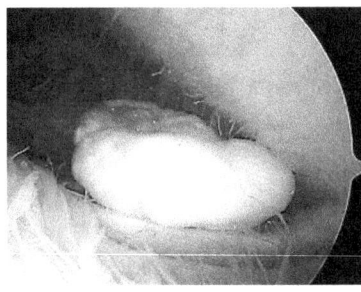 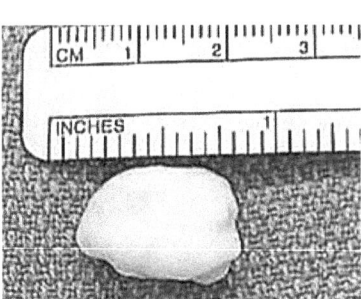

| Resonancia señalando un cuerpo libre en el espacio suprarotuliano | Visión artroscópica de un cuerpo libre (cartílago) | Muestra del cuerpo libre |

DIAGNÓSTICO DE EXCLUSIÓN: es el diagnóstico al que llega el medico mediante eliminación de otras posibles causas de los síntomas de una enfermedad. También se le llama diagnostico por descarte.

DISMETRÍA DE MIEMBROS INFERIORES: igual a asimetría de miembros inferiores.

EJES Y PLANOS ANATÓMICOS DEL CUERPO:

Consideremos ahora los tres **ejes** del espacio:

- El **eje vertical** va de la cabeza a los pies: es un eje 'cráneo-caudal' ('cabeza-cola').

- El **eje horizontal** va de lado a lado: es un eje latero-lateral.

- **El eje anteroposterior** va de adelante hacia atrás: es un eje ventro-dorsal.

Los tres ejes conforman los **planos** del espacio; los principales son:

- Los **planos frontales o coronales** se orientan de manera vertical, de forma tal que dividen al cuerpo en anterior y posterior.

- Los **planos sagitales**, al igual que el plano coronal, se orientan verticalmente; sin embargo, son perpendiculares a los planos coronales, y de esta forma dividen del cuerpo en zonas derecha e izquierda. Al plano que discurre centralmente en el cuerpo y a su vez forma en igual medida a las zonas izquierda y derecha se le llama *plano medio sagital*.

- Los **planos transversos, transversales o axiales** son relativos a una estructura en particular, y son perpendiculares al eje longitudinal de dicha estructura. Si la estructura es el cuerpo en su conjunto, son equivalentes a los planos horizontales. Definen las zonas proximal y distal.

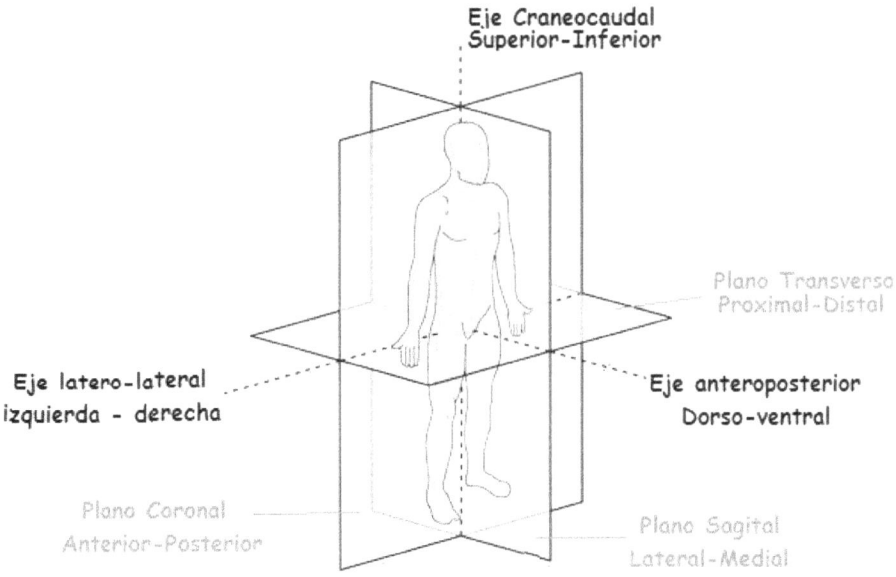

ENFERMEDAD DE DUCHENNE: Es una **enfermedad hereditaria** con un patrón de herencia de tipo **recesivo** ligado al cromosoma X, por lo que se manifiesta en hombres y las mujeres sólo son transmisoras de la enfermedad, pero no presentan los síntomas. Es la **distrofia muscular** más común. Es una **miopatía** o enfermedad de los músculos de origen **genético** que produce destrucción de músculo estriado o músculo esquelético. En consecuencia van desapareciendo fibras musculares y apareciendo en su lugar tejido adiposo. Están caracterizadas por **atrofia** progresiva muscular de comienzo proximal (más cerca del centro del tronco o línea media), pérdida de reflejos con aspecto hipertrófico de la musculatura.

Son enfermedades progresivas que terminan con graves limitaciones y la muerte debido a un rápido avance de la degeneración de los músculos, que produce dificultades motoras, contracturas, escoliosis, **pseudohipertrofia o falsa hipertrofia** (consecuencia de la sustitución de tejido muscular por tejido graso) y que hace que el paciente muera de forma prematura hacia los 20 años por falla cardíaco o pulmonar.

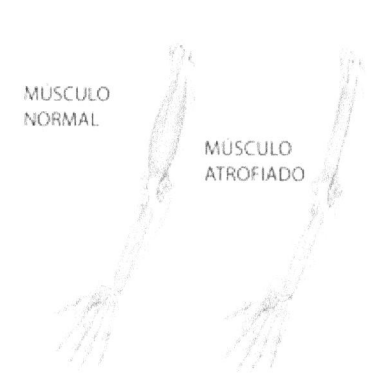
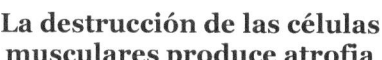
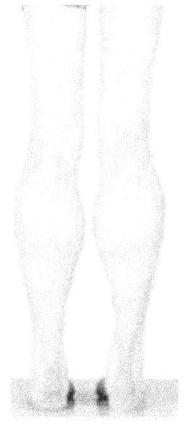
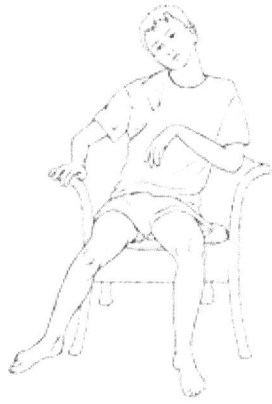

La destrucción de las células musculares produce atrofia

La substitución de tejido muscular por tejido adiposo produce la falsa hipertrofia de las pantorrillas

La destrucción del tejido muscular produce debilidad y postración del niño

ENFERMEDAD DE SCHEUERMANN: La enfermedad de Scheuermann o **cifosis de Scheuermann** es una enfermedad relativamente frecuente de la columna vertebral, que afecta principalmente a adolescentes varones. Se caracteriza por una curvatura anormal en la columna dorsal (espalda redondeada). Mientras que la columna vertebral sana posee una pequeña curvatura fisiológica de convexidad posterior denominada cifosis (griego *kyphos* = "encorvado"), en la enfermedad de Scheuermann esta cifosis es más pronunciada de lo normal, debido a trastornos del crecimiento de los cuerpos vertebrales y la formación de vértebras en forma de cuña. Dado que las consecuencias del trastorno en el desarrollo de la columna vertebral suelen manifestarse entre la pubertad y la edad adulta, la enfermedad también recibe el nombre de **cifosis del adolescente** o **cifosis juvenil**.

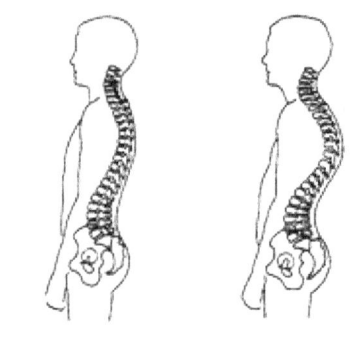

Columna normal   Columna cifótica

ENTESITIS: es un proceso inflamatorio de la entesis, que es como llamamos a la zona de inserción en el hueso de un músculo, un tendón o un ligamento.

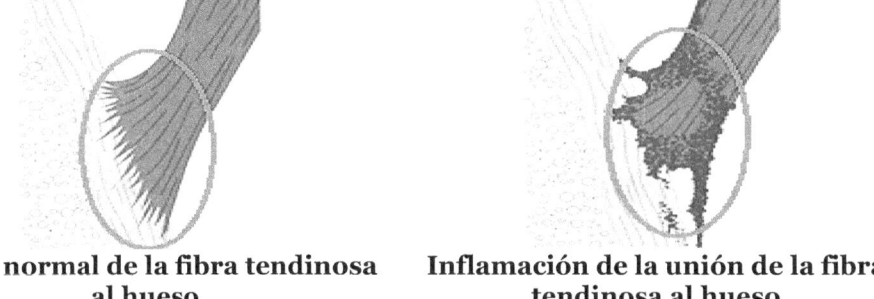

Unión normal de la fibra tendinosa al hueso   **Inflamación de la unión de la fibra tendinosa al hueso**

EQUIMOSIS: una lesión subcutánea caracterizada por depósitos de sangre extravasada debajo de la piel intacta.

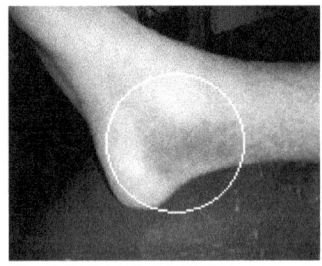

Equimosis típica en un esguince de tobillo de segundo grado o grado II.

EPIFISIODESIS: es un procedimiento quirúrgico que se realiza para detener el crecimiento de la epífisis de un hueso largo y asi corregir una angulación o una dismetría.

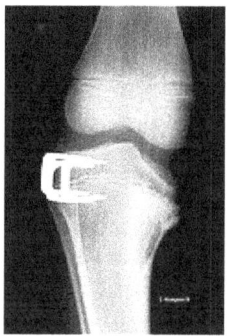 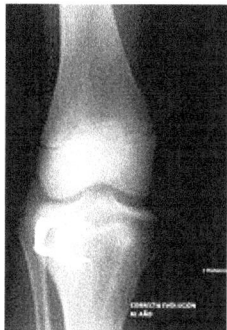

Foto de la izquierda se observa la epifisiondesis lateral de epífisis proximal de la tibia derecha, como método para disminuir el crecimiento de ese lado de la tibia. En la radiografía de la derecha realizada 1 año después se observa la recuperación de la simetría de la meseta tibial.

ESCOLIOSIS FALSA O ACTITUD ESCOLIÓTICA: Una dismetría de miembros inferiores produce una oblicuidad pélvica y a su vez una escoliosis compensatoria o escoliosis falsa

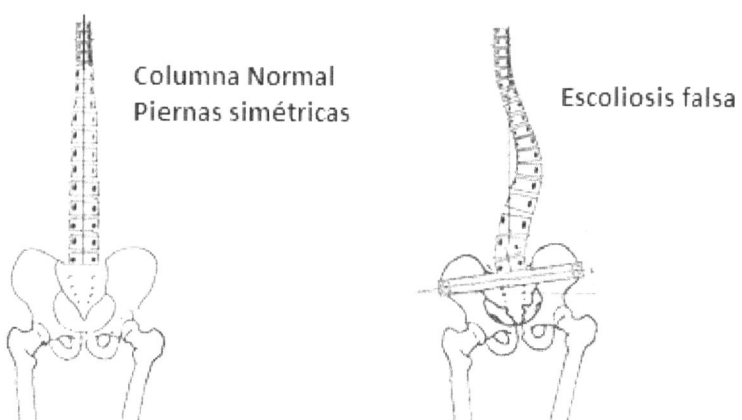

Columna Normal
Piernas simétricas

Escoliosis falsa

ESPINA BÍFIDA OCULTA: es una malformación congénita en la que existe un cierre incompleto del tubo neural al final del primer mes de vida intrauterina y posteriormente, el cierre incompleto de las últimas vértebras. Por lo general es asintomática durante toda la vida y solo se descubre como hallazgo casual cuando se realiza una radiografía, tomografía o resonancia de la columna lumbar.

Espina Bífida Oculta

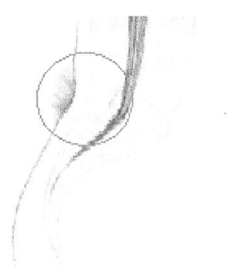 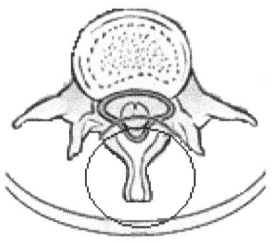 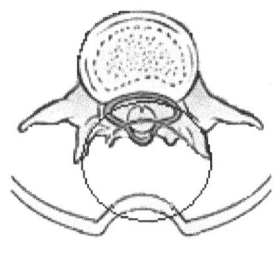

Mechón de pelo que se observa frecuentemente cuando hay una EBO	**Vértebra normal con su arco normal en el círculo.**	**Ausencia de cierre del arco vertebral que produce la espina bífida**

ESPONDILODISCITIS: La discitis o espondilodiscitis es un proceso inflamatorio que afecta al disco intervertebral y a la superficie de los cuerpos vertebrales. Se presenta habitualmente en niños menores de 6 años con afectación predominante de la región lumbar

ESPONDILÓLISIS: (espondilo= vertebra; lisis= ruptura) es un término médico que describe una fractura en la *pars interarticularis* o *istmo* de una vértebra, generalmente a nivel lumbar, ocasionada por estrés o microtrauma, que puede ser de uno o de ambos lados.

ESPONDILOLISTESIS: (espondilo=vertebra y listesis= deslizamiento), de la cual existe un desplazamiento de un cuerpo vertebral sobre otro.

ESQUELETO INMADURO: es el de los niños y adolescente caracterizado por las placas de crecimiento, gran capacidad para la reparación después de una fractura, para la remodelación y con gran componente cartilaginoso.

FRACTURA: es la pérdida de continuidad normal de la sustancia ósea o cartilaginosa, a consecuencia de golpes, fuerzas o tracciones cuyas intensidades superen la elasticidad del hueso. El término es extensivo para todo tipo de roturas de los huesos desde aquellas en que el hueso se destruye amplia y evidentemente, hasta aquellas lesiones muy pequeñas e incluso microscópicas.

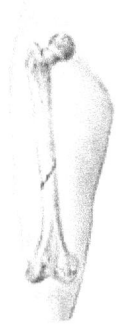 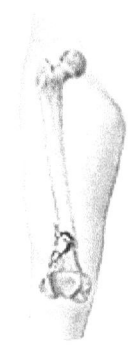 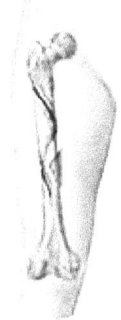 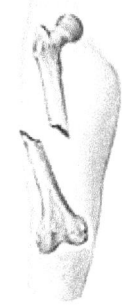

| Cerrada, no desplazada, un solo trazo | Cerrada, multifragmentaria, varios trazos | Cerrada, espiroidea, abarca casi toda la diáfisis del hueso | Abierta, desplazada un solo trazo con salida al exterior del hueso |

FRACTURA DE TODDLER: fractura oculta de la tibia o fractura de los primeros pasos, porque se presenta desde los 9 meses a los 3 años, se produce por mecanismo de torsión cuando el niño está aprendiendo a caminar y cae y también por maltrato infantil. Es muy difícil de evidenciar en radiografías por lo que se diagnostica tardíamente, pudiendo pasarse por alto aun al ortopedista/traumatólogo y frecuentemente se diagnostica cuando se observa un bulto en la pierna o el callo de fractura en la radiografía.

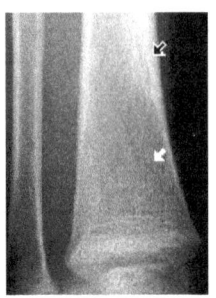

Las flechas señalan los sitios de fractura en la tibia distal

FRACTURA POR ESTRÉS: La fractura por estrés es una falta de continuidad en el tejido óseo, grieta muy delgada que se puede producir en los huesos después de un uso repetido o prolongado, llamadas lesiones por sobreuso, y entre los maratonistas o corredores, los sitios más comunes donde se produce es en la tibia (pantorrilla) o en el 5to metatarsiano (pie). Provocadas por un desbalance entre el estrés o trauma repetitivo al que se encuentra sometido el hueso y su capacidad remodeladora.

GENUS VALGUS: es la variación del eje de las extremidades inferiores, en el plano frontal en la que existe un aumento del espacio entre los tobillos al mantener las rodillas juntas. Se conoce como rodillas en X o en forma de tijeras

GENUS VARUS: una deformidad postural de las rodillas, en la que cuando los tobillos se tocan, las rodillas están separadas entre sí, o como si las piernas estuvieran arqueadas hacia afuera.

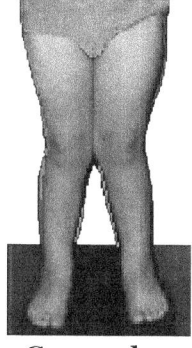

Genu valgo

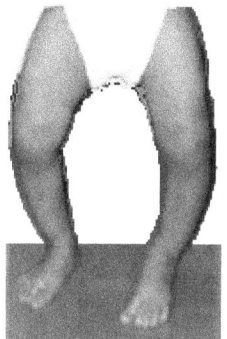

Genu varo

HEMOCULTIVO: es un cultivo microbiológico de la sangre (hemo=sangre). Es un método diagnóstico en medicina empleado para detectar infecciones por bacterias (bacteriemia) u hongos en la sangre.

HIPERCIFOSIS: es una *curvatura exagerada* de la columna dorsal, es la típica joroba que se forma en la espalda alta. Cifosis dorsal fisiológica: 20-40º. Hay que aclarar que la columna vertebral presenta curvaturas fisiológicas que son normales y necesarias para el buen funcionamiento orgánico. Por regla general cuando la curvatura de la columna es de **45º o mayor** se puede hablar de HIPER**CIFOSIS**.

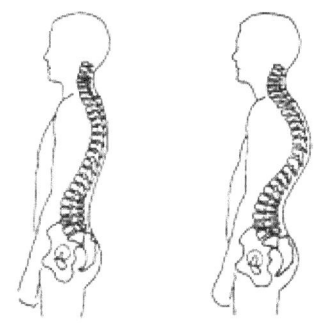

Columna normal   Columna cifótica

HIPOTROFIA MUSCULAR: se refiere a la disminución del tamaño del músculo.

IDIOPÁTICO: significa que no se ha encontrado una causa que la provoque.

INSIDIOSO: se refiere a cualquier enfermedad que comienza lentamente, sin síntomas obvios al principio, de tal manera que la persona no es consciente de su presentación.

LAXITUD ARTICULAR, LAXITUD LIGAMENTARIA O HIPERLAXITUD LIGAMENTARIA: es una elasticidad fuera de lo normal de las articulaciones, de la piel o de los músculos. Cuando afecta a las articulaciones esta hiperlaxitud puede ser responsable de tendinitis o de luxaciones.

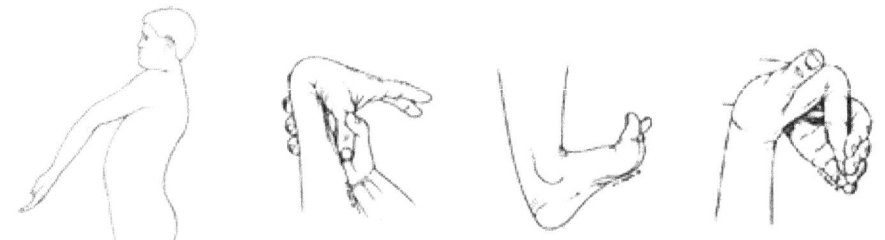

Observe la gran flexibilidad articular debida a la laxitud ligamenteria

LIGAMENTOS: es una banda fibrosa resistente que confiere estabilidad a la articulación durante el movimiento pues unen los huesos entre sí.

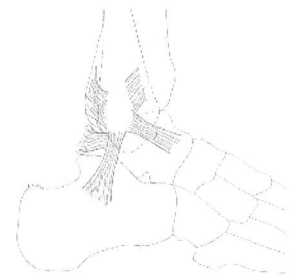

Ligamentos del tobillo

MALA ALINEACIÓN: se refiere a las alteraciones rotacionales de los miembros inferiores en las que, por lo general, el fémur está rotado hacia adentro y la tibia esta rotada hacia afuera, compensándose una con la otra por lo que los pies se ven bien alienados. Sin embargo esto produce una manera de andar ineficiente y dolor en la articulación femororrotuliana.

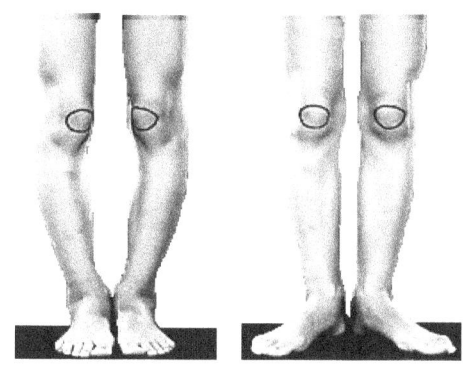

Anteversión femoral más torsión tibial externa. La compensación de ambas hace que el pie apunte hacia el frente, pero la rodilla apunta hacia adentro lo que produce sobrecarga de la articulación femororrotuliana. Al enderezar las rodillas los pies quedan apuntando hacia afuera.

MARCHA ANTIÁLGICA: Es el tipo más frecuente de cojera. Generalmente, es causada por dolor, aunque no siempre. Se caracteriza por una disminución del tiempo de apoyo del miembro afectado, para minimizar la carga de peso (que es dolorosa) sobre dicho miembro.

MARCHA DE PATO O MARCHA DE TRENDELENBURG: Es motivada por la debilidad de la musculatura abductora de la cadera, específicamente el glúteo medio, que dificulta el soporte del peso corporal en el lado débil, Puede observarse en la luxación congénita de cadera, o como secuela de una artritis séptica o una enfermedad de Perthes

MARCHA EN EQUINO: El niño camina de puntillas. Puede aparecer como hábito (idiopático, existiendo un equinismo bilateral) o ser debida a contracturas musculares, espasticidad, discrepancia de longitud de   miembros inferiores o, simplemente, una herida en el talón.

MARCHA EN ESTEPAJE: Como consecuencia de la dificultad para la dorsiflexión del pie. Consiste en un aumento de la flexión de la cadera y rodilla durante la fase de balanceo para permitir a los dedos el despegue del suelo. Generalmente asociada con neuropatías del nervio peroneo.

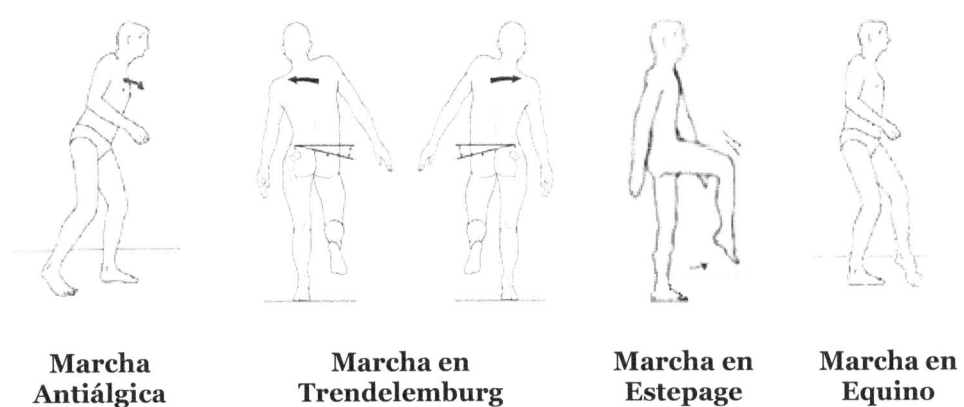

| Marcha Antiálgica | Marcha en Trendelemburg | Marcha en Estepage | Marcha en Equino |

MEMBRANA SINOVIAL: es una fina capa de tejido que recubre la parte interna de las cápsula articular (estructura que envuelve las articulaciones). Tiene la función de producir un líquido llamado líquido sinovial. El líquido sinovial se encuentra en el interior de las articulaciones y sirve para facilitar los desplazamientos de los extremos óseos mediante su lubricación, además aporta nutrientes a los cartílagos que recubren la superficie de los huesos.

METATARSO ADUCTO: también llamado *antepié varo, metatarso varo o metatarso aducido* es una deformidad del pie en la cual los huesos de la mitad de éste se doblan o giran hacia el cuerpo.

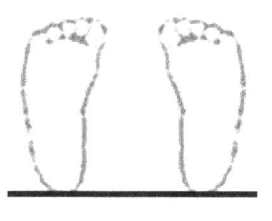
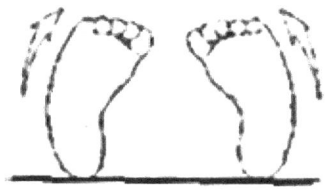

Pie Normal   Metatarso Aducto

MÉTODO DE COBB: ver ángulo de Cobb.

MICRO LESIONES O MICROTRAUMA: Son pequeños traumas físicos producidos por la realización de ciertas actividades físicas, en las que se ejecutan movimientos repetitivos, esfuerzos excesivos, movimiento manual de cargas y/o posturas inadecuadas o forzadas. De ellos se derivan lesiones de cierta gravedad e importancia, localizadas, generalmente en las extremidades superiores e inferiores que se materializan en desgarros y deterioros de los tejidos y articulaciones.

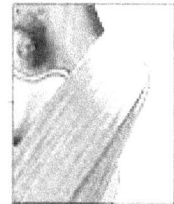
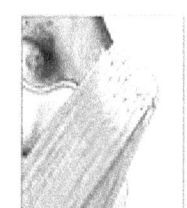

Dolor en la cara   Tendón Normal   Tendón Inflamado
lateral del codo

MULTIGESTA: se refiere a la mujer que ha tenido más de un embarazo

NECROSIS ASÉPTICA O N. AVASCULAR o NECROSIS ISQUÉMICA: es la muerte del hueso causada por un riego sanguíneo insuficiente. Es más común en la cadera y el hombro, pero puede afectar otras articulaciones grandes, como la rodilla, el codo, la muñeca y el tobillo. Ocurre cuando parte del hueso no recibe sangre y muere. Después de un tiempo, el hueso puede colapsar. Si la osteonecrosis no recibe tratamiento, la articulación se deteriorará, lo cual lleva a que se presente artrosis grave.

NECROSIS: Muerte de un tejido en general, por falta de circulación o riego sanguíneo.

NEOPLASIA: es una alteración de la proliferación y, muchas veces, de la diferenciación celular, que se manifiesta por la formación de una masa o tumor.

NÚCLEO DE OSIFICACIÓN: son una parte de los huesos a través del cual el hueso inmaduro se transforma en hueso maduro.

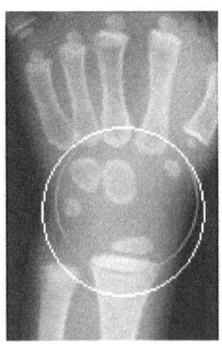

Núcleos de osificcion del carpo y del radio. El cartilago es "transparente" a los rayos X

OBLICUIDAD PÉLVICA: es la descompensación de la pelvis en oblicuidad por acortamiento unilateral de miembros inferiores, que hace que la región lumbar se incurva para compensar dicha desviación pélvica produciendo una falsa escoliosis.

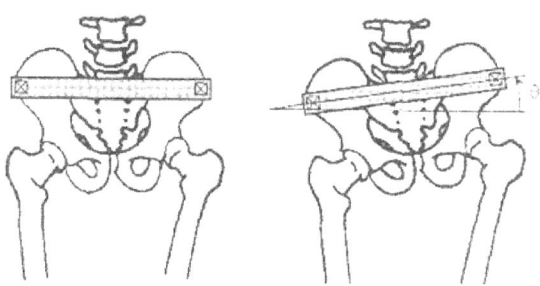

OLIGOHIDROAMNIOS: escasa producción de líquido amniótico durante el embarazo.

ORTESIS: es un apoyo u otro dispositivo externo (aparato) aplicado al cuerpo para modificar los aspectos funcionales o estructurales del sistema neuromusculoesquelético. El término se usa para denominar aparatos o dispositivos, férulas, ayudas técnicas y soportes usados en ortopedia, fisioterapia, y terapia ocupacional que corrigen o facilitan la ejecución de una acción, actividad o desplazamiento, procurando ahorro de energía y mayor seguridad. Sirven para sostener, alinear o corregir deformidades y para mejorar la función del aparato locomotor.

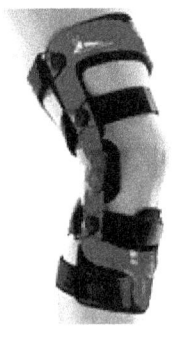
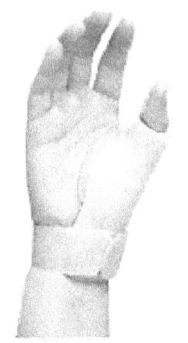
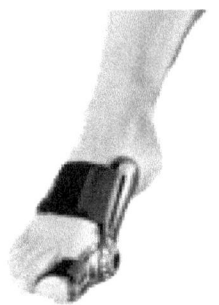
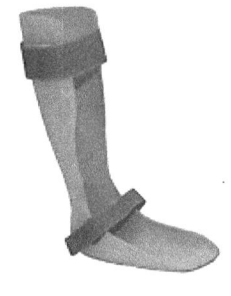

| Rodillera articulada | Inmovilizador de pulgar | Ortesis para Juanete | Ortesis para pie equino |

OSTEOCONDRITIS: también denominada **osteocondrosis**, consiste en una alteración en la osificación endocondral del esqueleto en crecimiento, la cual puede afectar a la epífisis como en la enfermedad de Perthes, etc.), y con ello el crecimiento en longitud del hueso y a las apófisis como en la enfermedad de Osgood Schlatter, Sever, etc.), recibiendo en este caso el nombre genérico de **apofisitis**. Cuando la necrosis se limita al hueso subcondral y al cartílago articular y termina produciendo, en fases avanzadas, el desprendimiento de un fragmento y la formación de un "cuerpo libre" articular la definimos como **osteocondritis discante**.

OSTEOCONDRITIS DISECANTE: es una osteocondritis en la que un pedazo de cartílago se suelta desde el extremo de un hueso

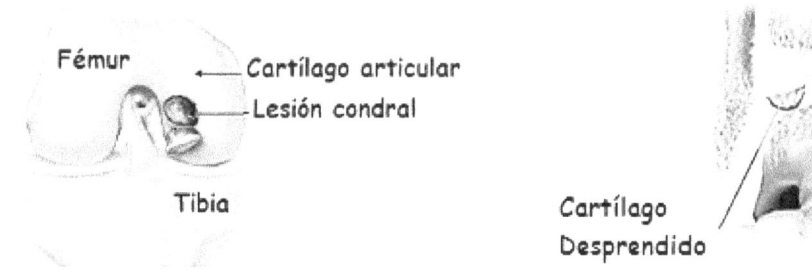

Osteocondritis disecante del fémur

Osteocondritis disecante del astrágalo

OSTEOCONDROSIS: Degeneración o necrosis de un centro de osificación seguida de su regeneración, especialmente en los niños y adolescentes Sinónimo: Osteocondritis

OSTEOMIELITIS: es una infección súbita o de larga data del hueso o de la medula ósea, normalmente causada por una bacteria piógena, una micobacteria y hongos. Los factores de riesgo son trauma reciente, diabetes, hemodiálisis y drogadicción intravenosa.

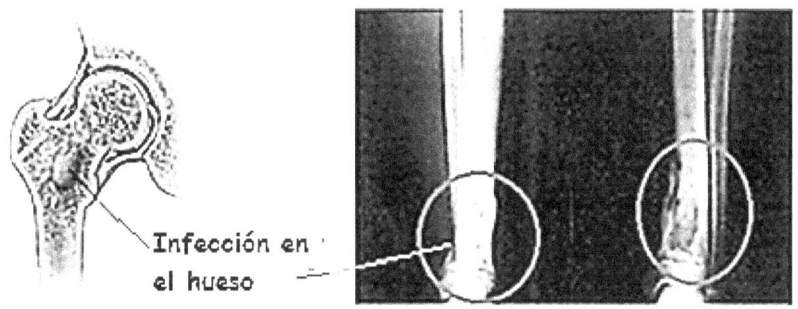

OSTEONECROSIS: Necrosis ósea.

PARÁLISIS CEREBRAL: este término describe un grupo de trastornos del desarrollo psicomotor, que causan una limitación de la actividad de la persona, atribuida a problemas en el desarrollo cerebral del feto o del niño. Los desórdenes psicomotrices de la parálisis cerebral están a menudo acompañados de problemas sensitivos, cognitivos, de comunicación y percepción, y en algunas ocasiones, de trastornos del comportamiento.

PARS INTERARTICULAR: es la región de transición entre la lámina vertebral y el pedículo. Es el sitio donde se produce la fractura (espondilólisis).

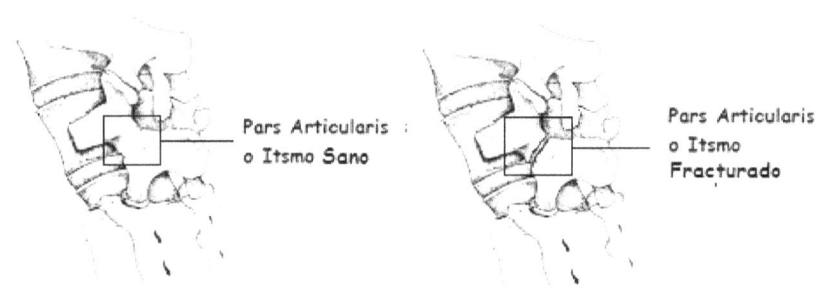

PATELA BIPARTITA: Es una condición en donde la patella o rótula está compuesta por 2 huesos separados. En lugar de fusionarse en la niñez, los huesos de la patella permanecen separados. Esta situación ocurre en aproximadamente 1 a 2% de la población y es 9 veces más frecuente en varones que en niñas. Frecuentemente es asintomática y se diagnostica más comúnmente como un hallazgo incidental al realizar alguna radiografía de la rodilla por alguna otra causa. En alrededor de un 2% de los casos se vuelve sintomática.

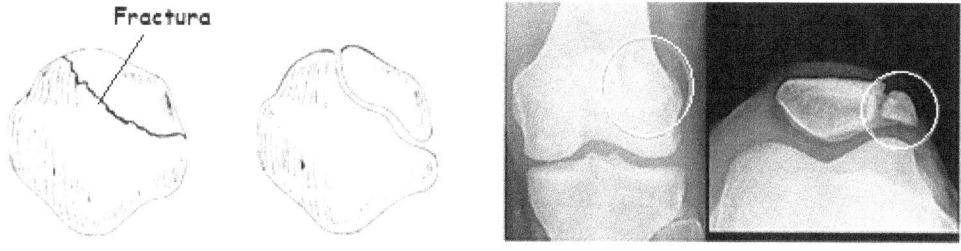

Patela bipartita, puede confundirse con una fractura

PIE PLANO RÍGIDO: se produce por una unión anómala entre los huesos del pie, lo que conocemos como sinostosis (fusión) tarsiana (huesos del tarso del pie). Esta situación provoca una alteración de la movilidad y un pie plano doloroso.

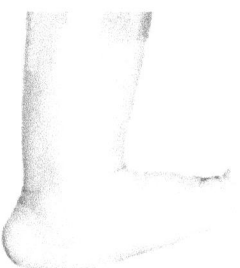

Pie plano rígido

PINZAMIENTO ARTICULAR: Compresión de un músculo, nervio, membrana sinovial, generalmente entre dos superficies articulares

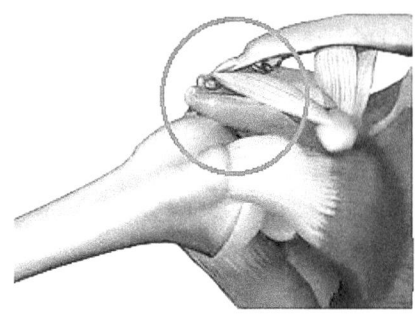

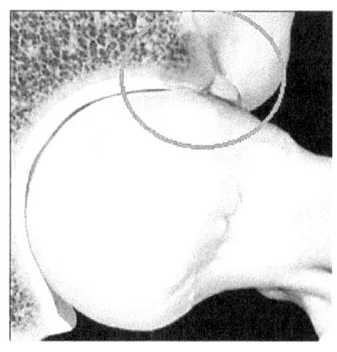

Pinzamiento subacromial, entre el húmero y el acromion

Pinzamiento femoroacetabular, entre el fémur y el acetábulo

PLACA DE CRECIMIENTO O NÚCLEO DE CRECIMIENTO EPIFISIARIO O FISIS: es el cartílago que está ubicado entre la epífisis y la metáfisis del hueso y está constituido por células cartilaginosas que están estratificadas de manera muy precisa y son las responsables del crecimiento en longitud del hueso. Una vez finalizado el crecimiento, la zona se osifica desapareciendo el cartílago.

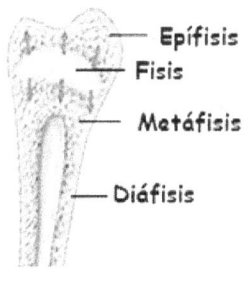

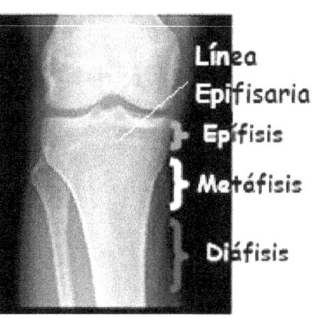

Imagen y radiografía de un hueso largo (la tibia) en la que se observa, a la izquierda, las partes de hueso, con el cartílago de crecimiento señalando con las líneas y llaves el sentido hacia el que crece el hueso y a la derecha la línea epifisaria una vez terminado el crecimiento

PONDOESTATURAL: relacionado con el peso y la talla.

PRIMIGESTA: primer embarazo.

PROPIOCEPCION: es el sentido que informa al organismo de la posición de los músculos, es la capacidad de sentir la posición relativa de partes corporales contiguas. La propiocepción regula la dirección y rango de movimiento, permite reacciones y respuestas automáticas, interviene en el desarrollo del esquema corporal y en la relación de éste con el espacio, sustentando la acción motora planificada. Otras funciones en las que actúa con más autonomía son el control del equilibrio, la coordinación de ambos lados del cuerpo, el mantenimiento del nivel de alerta del sistema nervioso y la influencia en el desarrollo emocional y del comportamiento.

RAQUITISMO: Es un trastorno producido por la carencia de vitamina D, fósforo o calcio, que tiene como consecuencia el debilitamiento y reblandecimiento óseo. Suele ser más frecuente en niños de 6 a 24 meses de edad, durante el proceso de crecimiento, cuando el cuerpo demanda altos niveles de calcio y fósforo.

RETROPIÉ: parte posterior del pie, talón.

SENSACIÓN PROPIOCEPTIVA: propiocepción.

TARSO: es la parte posterior del pie situada entre los huesos de la pierna y los metatarsianos; comprende siete huesos, llamados en conjunto huesos tarsianos, dispuestos en dos hileras, la primera: el astrágalo y el calcáneo; y en la segunda: el escafoides o navicular, el cuboides y las tres cuñas o cuneiformes.

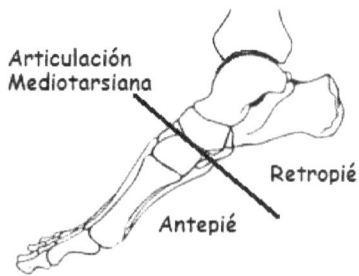

TELERRADIOGRAFÍA: es una técnica radiológica para el estudio de la columna dorsal y lumbar se realizan para distinguir escoliosis y normalmente constituyen una serie de varias radiografías.

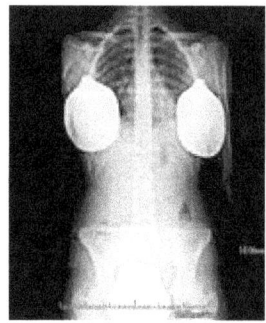

UVEÍTIS: Es la hinchazón e irritación de la úvea, la capa media del ojo que suministra la mayor parte del flujo sanguíneo a la retina. Puede ser causada por trastornos autoinmunitarios como la artritis reumatoidea o la espondilitis anquilosante. Puede ser aguda o crónica.

www.ingramcontent.com/pod-product-compliance
Lightning Source LLC
Chambersburg PA
CBHW081142180526
45170CB00006B/1897